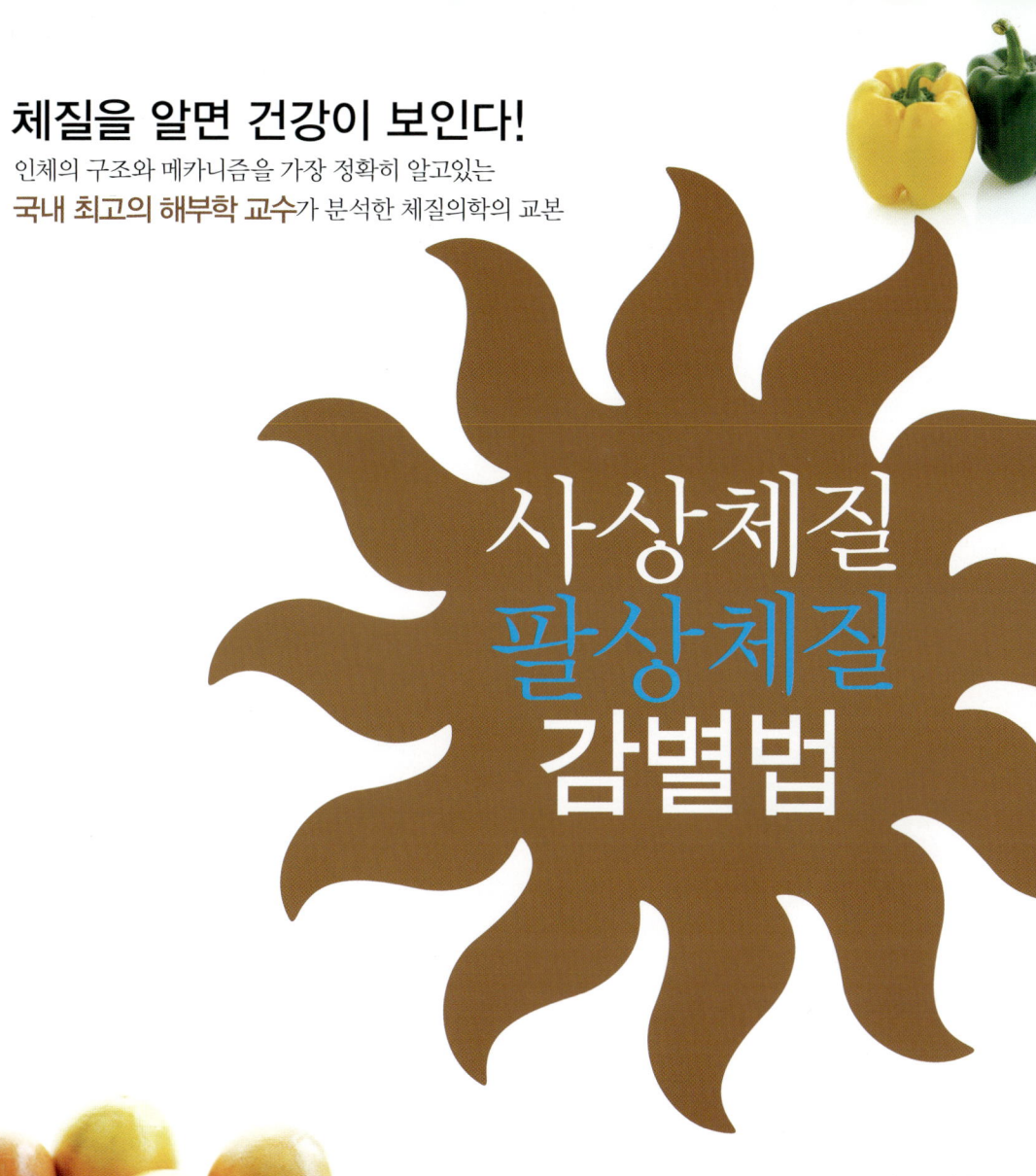

체질을 알면 건강이 보인다!

인체의 구조와 메카니즘을 가장 정확히 알고있는
국내 최고의 해부학 교수가 분석한 체질의학의 교본

사상체질 팔상체질 감별법

前 서울의대 교수 · 의학박사 **이명복** 지음

건강신문사

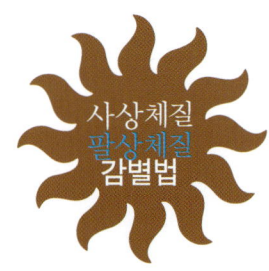

1판 1쇄_ 2007년 7월 20일
1판 2쇄_ 2012년 8월 27일
1판 3쇄_ 2022년 4월 07일

지은이_ 이명복
발행인_ 윤승천
발행처_ (주)건강신문사

등록번호_ 제25110-2010-000016호
주소_ 서울시 은평구 응암 3동 578-72
전화_ 02-305-6077(대표)
팩스_ 02-305-1436

디자인 _ 김왕기

값 _ 15,000 원
ISBN 978-89-88314-84-5   03510

* 잘못된 책은 바꾸어 드립니다.
* 이 책에 대한 판권과 모든 저작권은 (주)건강신문사에 있습니다.
  허가없이 무단인용 및 복제·복사·인터넷 게재를 금합니다 .

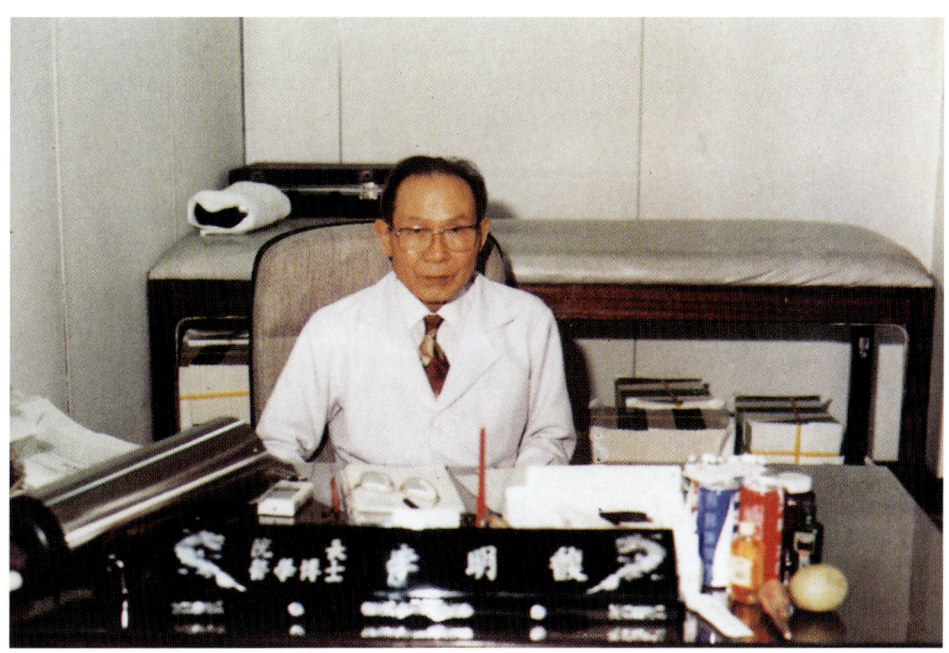

필자인 이명복 박사(전 서울대 의과대학 해부학교수)

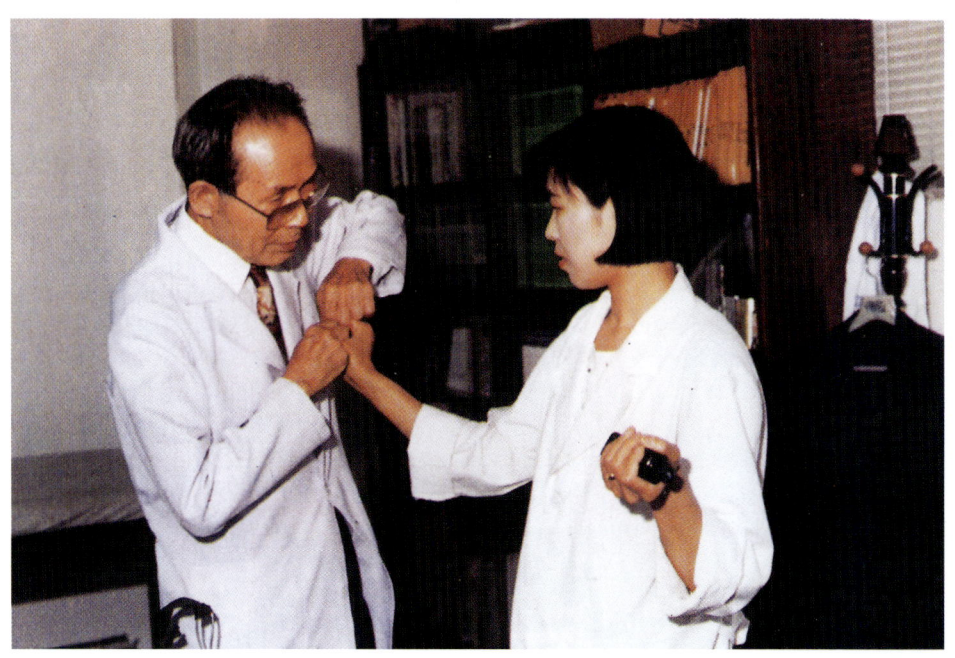

오링 테스트에 의한 체질 진단법

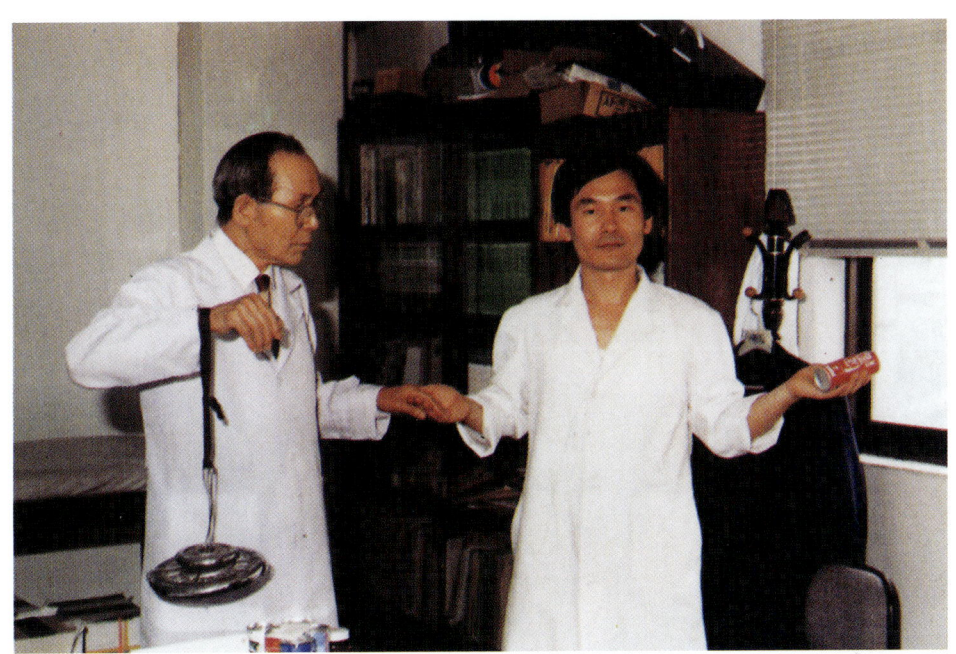
체질에 맞는 음료수의 완력테스트

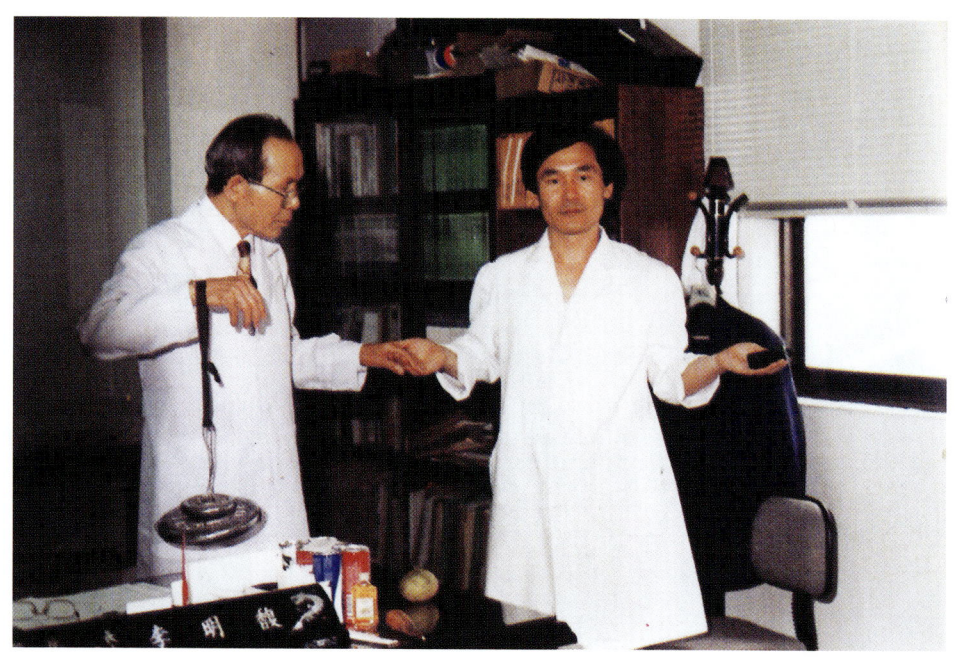

완력테스트에 의한 체질진단법

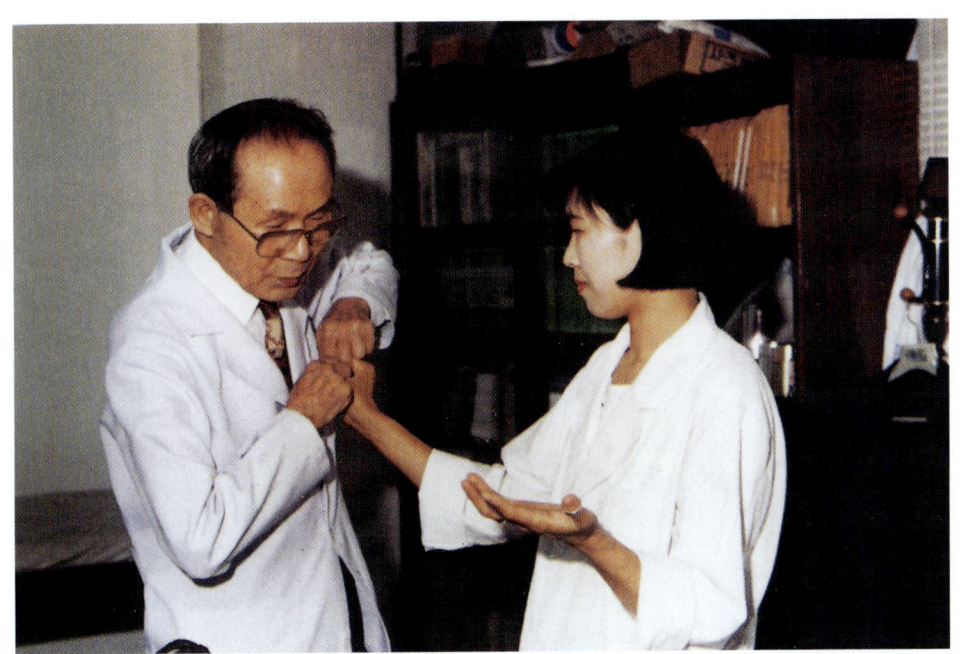

반지를 낀 오링 테스트

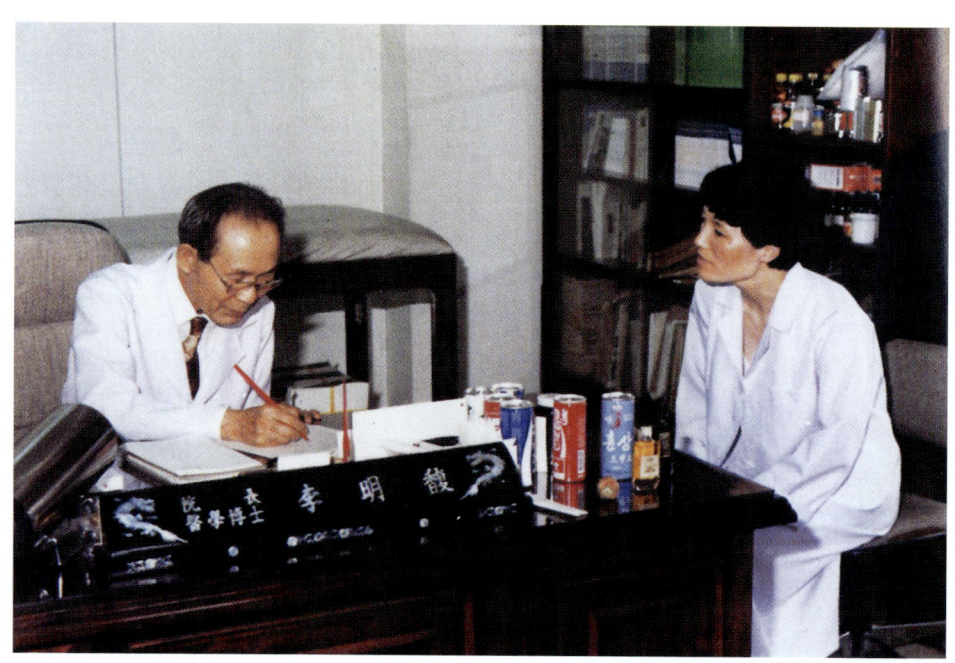

체질 진단 결과를 설명하는 이명복 교수

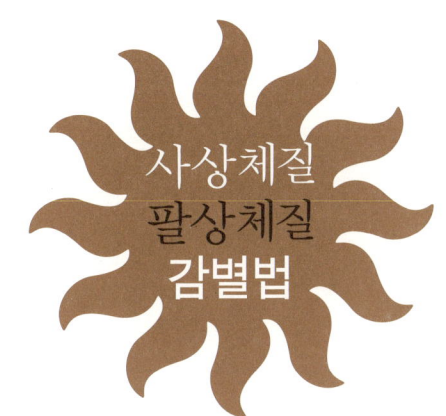

사상체질
팔상체질
감별법

프롤로그

"어떻게 한방韓方에 관심을 두게 되셨습니까?"

만나는 사람마다 으레 물어 오는 말이다. 당연한 궁금증이다. 40년씩이나 의과대학 교수로 있던 사람이 한방에 푹 빠진(?) 것이 어떤 이들은 안타깝기조차 한 모양이다.

온갖 스포트라이트가 현대의학에만 비춰지는 마당에 전통 의학에 관심을 갖는다는 것은 어찌 보면 시대착오적인 행동일지도 모른다.

그러나 본래부터 몸이 허약했던 필자는 한방의 신묘함과 무궁무진함을 직접 체험한 사람이다. 17, 18세부터 평생 앓아왔던 만성 소화불량증과 신경쇠약증을 체질침법으로 말끔히 고칠 수 있었던 것이다.

물론 필자의 경우 또한 양방洋方인 현대의학으로도 병을 다스릴 수 있다고 하지만 현대의학은 그 때 그때 일시적으로 증상만 멎게할 뿐

피로가 누적되고 음식을 잘못 먹으면 또다시 반복되기 쉽다. 한방은 비록 고통과 질환을 신속하게 해결하지는 못하나 '인체의 불균형 상태를 조화로운 상태로 개선한다'는 점에서 보다 포괄적이고 차원을 달리하는 것이다. 바로 여기에 한방의 묘미가 있고 우수성이 있다 하겠다.

하지만 한방은 국가적인 관심과 지원하에 활발히 연구가 진행되는 중국의 경우에 비해 우리는 너무 답보상태에 있는 것은 사실이다. 공부하지 않는 한의사가 너무 많은 것도 부인 할 수 없다.

그렇더라도 한방은 새롭게 인식할 가치가 충분히 있다고 믿는다. 어떤 질환에 따라서는 한방과 서양의학이 함께 적용되었을 때 훨씬 높은 치료효과를 얻을 수 있음을 강조하고 싶다.

현대의학과 한방 사이에 두텁게 쌓여진 벽은 반드시 무너져야 한다. 부족한 부분은 상호보완하고 발전적으로 융화될 때 현대인의 건강은 지켜질 것이기 때문이다.

현재 훌륭한 양의사들로 활동하고 있는 서울대의과대학의 수많은 필자의 제자 의사들도 필자의 이런 견해를 오해없이 받아들여주었으면 하는 바램이다.

의학박사 이명복

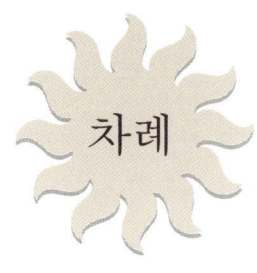

차례

● 프롤로그 · 10

chapter 1 | 체질이란 무엇인가?
한의학과의 만남 ⋯17
체질이란 무엇인가? ⋯19
사상의학과 팔상의학 ⋯21

chapter 2 | 신비의 체질 감별법
사상체질 감별법 1 완력 테스트 ⋯27
사상체질 감별법 2 오링테스트 ⋯37
사상체질 감별법 3 성격의 특성으로 감별하는 법 ⋯44
체질에 대한 개념 ⋯49
팔상체질 감별법 1 ⋯52
팔상체질 감별법 2 양주(VIP와 Passport)로 하는 체질판정 ⋯54

chapter 3 | 체질에 맞는 음식
체질과 음식 ⋯61
사상체질에 좋은 식품 해로운 식품 ⋯63
사상체질의 발병률이 높은 질병과 적합한 약재 ⋯67
팔상체질에 좋은 식품 해로운 식품 ⋯69

올바른 식사　　　　　　　　　　…73
　　자연식과 질병치료　　　　　　　…76
　　사람과 육식　　　　　　　　　　…78

chapter 4 | 팔상체질 침법
　　살균방은 항생제보다 뛰어나다　　…83
　　팔상체질침법　　　　　　　　　　…85
　　체질침법의 처방　　　　　　　　…88
　　팔상 맥진법　　　　　　　　　　…93
　　팔상체질 병근론　　　　　　　　…95

chapter 5 | 병명으로 본 임상치료 사례
　　병명으로 본 임상치료 사례　　　…101
　　만성 소화불량증　　　　　　　　…102
　　암 치료법　　　　　　　　　　　…104
　　당뇨, 갑상선　　　　　　　　　…107
　　허리, 목디스크　　　　　　　　…109
　　관절염　　　　　　　　　　　　…111
　　피부질환　　　　　　　　　　　…113
　　정신분열증　　　　　　　　　　…115
　　간담계　　　　　　　　　　　　…117
　　뇌졸중　　　　　　　　　　　　…119
　　만성 신장염　　　　　　　　　　…121
　　고·저혈압　　　　　　　　　　…124
　　신석증　　　　　　　　　　　　…126
　　방광, 요도염　　　　　　　　　…128

전립선염, 대하증 ···130
　　초기중풍은 관장만으로도 치유 가능 ···132
　　고혈압, 중풍도 팔상의학으로 치료 ···142

chapter 6 | 건강을 위해 자연으로 돌아가자
　　미개한 곳에 장수촌이 많다 ···155
　　편리한 문명이 질병을 부른다 ···164

chapter 7 | 체질에 맞는 악세사리 착용법
　　반지도 체질대로 끼면 건강하다 ···175
　　색(色)과 체질과의 관계 ···186
　　시계도 체질에 맞게 차야 한다 ···188
　　체질감별법을 완성하다 ···190

chapter **1**
체질이란 무엇인가?

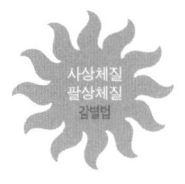

한의학과의
만남

　필자가 한의학에 관심을 갖게 된 것은 필자의 오랜 고질병을 고치기 위한 노력에서부터 시작되었다. 17,8세부터 시달려온 소화불량증이 그것이다. 병원이며 한약방, 한의원도 숱하게 드나들고 좋다는 약은 다 써보았지만 별 소용이 없었다.
　그런 와중에도 의대를 졸업하고 해부학 교수로 출강을 하던 필자가 1968년에 사상의학의 체계를 세분화하여 정리한 팔상의학의 창시자 권도원 선생과의 만남은 필자의 운명을 바꾸어 놓았다. 바로 그 권선생의 체질침 한방으로 몇 십 년 앓아오던 소화불량증이 싸악 가셨던 것이다.
　그때부터 필자는 한의학에 대한 본격적인 공부에 나섰고, 권선생에게서 팔상의학, 체질침법, 맥진법 등을 배웠다.

필자는 이 체질침법으로 병을 완치한 첫 환자를 기억한다. 당시 서울대학교의 유 씨라는 직원이었는데 소화불량에 위통을 자주 호소해왔다. 환자의 맥이 잘 잡히면 치료를 해주리라는 속마음을 먹고 있었는데 얼마 지나지 않아 소양인 II형이라는 맥진이 나왔다. 혹 실수라도 할까 싶어 몇 번의 맥진을 거듭했고 확실하다는 판단이 들어서 체질에 맞는 기본 침술을 4회 반복해서 놓았다.

시술을 마친 뒤 환자는 위에서 뭔가 뚝 떨어지는 것 같은 느낌이 들면서 통증이 싹 없어지더란 얘기를 했다.

놀라기는 필자도 마찬가지였다. 사실 그 환자는 얼마 전 대학병원에서 위암으로 진단을 받아 2개월 밖에 못산다고 하던 사람이었다. 그날 이후 필자의 연구실과 집을 찾는 환자들이 줄을 이었다.

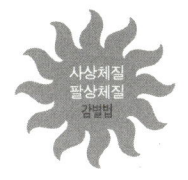

체질이란 무엇인가?

우리는 주위사람들로부터 '체질'이란 말을 종종 듣는다. 고질병 환자가 체질이 나빠 만성질환에 걸려 오랫동안 치료가 안 돼 고생하는 나머지 비관하는 예도 자주 본다.

서양의학에서는 '의학의 시조'라 불리는 히포크라테스도 체질에 관해 많이 논술하였고, 동양의학에서도 한의학의 최고원전인 '황제내경'에도 체질론이 상세히 기록되어 있다. 서양에서도 체질을 연구하는 의학자는 매우 많고 체질론도 다양하기 이를 데 없다.

▲좋은 체질 ▲나쁜 체질 ▲강한 체질 ▲허약한 체질 ▲비만 체질 ▲습윤성 체질 ▲건조한 체질 ▲긴장성 체질 ▲다혈질 ▲우울질 ▲담즙질 ▲점액질 ▲선병질 ▲결핵성 체질 ▲관절질성 체질 ▲뇌졸

중성 체질 ▲암종성 체질 ▲발육부진성 체질 ▲알레르기성 체질 등 일일이 열거하기도 힘들 정도다.

또 체격에 따라 체질을 구분 하는 경우도 있다.

▲호흡형 ▲소화기형 ▲근육형 ▲뇌형 ▲세장형 ▲역사형 ▲다혈형 ▲비만형 ▲소내장형 ▲정상내장형 ▲대내장형 등이 그것이다.

체질은 개개인의 전체적 특징 즉 생물학적 개성의 총합이므로 복잡하여 간단히 설명하기가 어렵다.

인체는 유전적 기반 위에 체형학적, 기능학적, 기질학적 유기체로서의 특성이 각각 다르기 때문이다.

현재 체질학자 중에는 인간의 체질은 유전인자에 의해서 결정되는 유전형뿐이라고 주장하는 학파가 있는가 하면, 생후 환경 등의 영향을 받아 획득되는 특징을 가미해야 한다는 학파도 있다.

그러나 인간의 여러 특질은 유전되는 것이 사실이니 체질도 유전되는 것은 물론이다. 따라서 필자는 사람의 근본적 체질은 유전인자에 의해 결정되는 것이지 환경에 의해 좌우되는 것은 아니라고 본다. 앞으로 언급하게 될 사상체질, 팔상체질도 유전하는 체질이다.

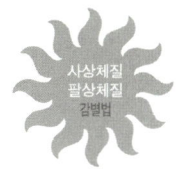

사상의학과 팔상의학

"인간은 천부적으로 타고난 오장육부五臟六腑의 허실虛實이 있고, 사람마다 각기 체질이 다른 만큼 그 체질에 맞는 약재를 써야 한다. 나는 이 진리를 옛사람들로부터 전해온 저술과 내 자신의 오랜 경험 및 연구를 통해 발견하였으며, 앞으로 내가 죽고 난 1백년 뒤에는 반드시 이 사상의학四象醫學이 사람들에게 널리 쓰이는 시대가 올 것이다."

근세 조선시대의 명의名醫이자 풍운아이며, 한방의학에 대한 오랜 경험을 토대로 독창적인 의학서〈동의수세보원東醫壽世保元〉을 펴내고, 사람의 체질과 의학 사이의 놀라운 상관성을 밝혀 사상의학이라는 세계 최초의 온전한 체질의학 체계를 수립한 동무東武 이제마李齊馬, 1837-1900 선생의 말이다.

과연 그의 말대로 1백년이 지난 오늘날, 일반인들 중에도 태양인太陽人, 소양인小陽人, 태음인太陰人, 소음인小陰人이라는 사상체질의 구분을 들어 알고 '나의 체질은 무엇일까' 궁금해 하는 사람들의 수가 날로 늘어나고 있다. 그러나 이제마 선생도 사후 60년 만에 자신의 사상체질론이 권도원 박사(1923년생, 한의학자)에 의해 '팔상체질의학'으로 혁신되리라고는 예측하지 못했다.

사상의학에서는 폐肺, 비장脾臟(지라), 간肝, 신장腎臟 등 4장臟의 대소大小에 따라 체질을 나누고 부腑의 허실은 따지지 않는다. 그리고 체질에 따른 치료법으로는 약재를 쓰는 법만이 있고 침술 치료는 전혀 연구되지 않았다.

권도원 선생은 여기에 대장大腸, 위胃, 담膽, 방광膀胱 등 4부의 허실虛實 구분을 추가하여 다시 팔상八象 체질로 분류하였다.

■ **사상 및 팔상체질의 분류**

사상체질			팔상체질
	태양인	I형(大腸實, 膽虛)=금음인(金陰人) II형(肺實, 肝虛)=금양인(金陽人)	
	소양인	I형胃實, 膀胱虛=토음인(土陰人) II형脾實, 腎虛=토양인(土陽人)	
	태음인	I형大腸虛, 膽實=목음인(木陰人) II형肺虛, 肝實=목양인(木陽人)	
	소음인	I형胃虛, 膀胱實=수음인(水陰人) II형脾虛, 腎實=수양인(水陽人)	

■ 사상 체질론

태양인	폐의 기능이 좋고 간의 기능이 약하다. 오래 앉아 있거나 오래 걷지 못한다. 소변이 많다. 청각이 특히 발달. 여자 중에는 몸이 건강해도 아이를 잘 낳지못하는 경우가 많다.
태음인	간의 기능이 좋고 폐, 심장, 대장, 피부 기능이 약하다. 땀을 많이 흘린다. 그러나 땀이 많이 나는 것은 좋다. 후각이 특히 발달했다. 여자는 겨울에 손발이 잘 튼다.
소양인	비위脾胃의 기능이 좋고 신장의 기능이 약하고. 몸에 열이 많다. 소화력이 왕성하고. 땀이 별로 없다. 시각이 특히 발달했다. 남자는 정력 부족인 경우가 많고 여자는 다산하지 못한다.
소음인	신장의 기능이 좋고 비위의 기능이 약하다. 허약체질, 냉성체질, 땀이 별로 없으며 땀을 많이 흘리지 않는 것이 좋다. 미각이 특히 발달했고, 피부가 부드러우며 여자는 겨울철에 손발이 잘 트지 않는다. 무의식중에 한숨을 잘 쉰다.

■ 팔상 체질론

태양인 I형 大腸實, 膽虛	대장이 실한 것이 병근(병의 근본원인)이 되고 대장을 사하는 처방을 쓰면 모든 병이 치료된다.
태양인 II형 肺實, 肝虛	간이 허약한 것이 병근이 되고 간을 보하는 처방을 쓰면 모든 병이 치료된다.
소양인 I형 胃實, 膀胱虛	위가 실한 것이 병근이 되고 위를 사하는 처방을 쓰면 모든 병이 치료된다.
소양인 II형 脾實, 腎虛	신이 허한 것이 병근이 되고 신을 보하는 처방을 쓰면 모든 병이 치료된다.
태음인 I형 大腸虛, 膽實	대장이 허한 것이 병근이 되고 대장을 보하는 처방을 쓰면 모든 병이 치료된다.
태음인 II형 肺虛, 肝實	간이 실한 것이 병근이 되고 간을 사하는 처방을 쓰면 모든 병이 치료된다.
소음인 I형 胃虛, 膀胱實	위가 허한 것이 병근이 되고 위를 보하는 처방을 쓰면 모든 병이 치료된다.
소음인 II형 脾虛, 腎實	신이 실한 것이 병근이 되고 신을 사하는 처방을 쓰면 모든 병이 치료된다.

chapter **2**
신비의 체질 감별법

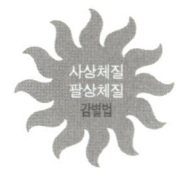

사상체질 감별법 1
완력 테스트

이 완력테스트는 필자가 1980년에 한 예비역 장군이 왼손에 한 가지 식품을 쥐면 오른팔의 힘이 약해질 때가 있다는 이야기를 듣고, 그분과 함께 그 자리에서 실험을 해보고 집에 돌아와서 곧 가족과 환자에게 다시 실험을 해 보았는데, 될 때도 있고 안 될 때도 있어 불확실 하였으나 어느 정도 타당성이 인정되어 그 후 연구에 몰두하게 되었다.

그리고 오랜 연구 끝에 다음과 같이 사상체질과 팔상체질을 쉽게 판단할 수 있게 되었다. 테스트를 받을 때 주의할 사항은 테스트를 받는 사람은 시계, 반지, 금속성의 장신구를 전부 빼 놓아야 한다. 이런 금속품은 전자파를 방해하고 실험결과에 영향을 주기 때문이다.

독자들은 ①오이, ②당근, ③감자, ④무를 한 가지씩 왼손에 잡고 오른팔의 힘을 조사하면 아래와 같이 자기의 체질을 판별할 수 있게 된다.

1. 오이를 들었을 때 힘이 빠지면 소음인이며, 오이는 소음인에게만 나쁘다.
2. 당근이 좋게 나오면 태음인, 당근은 태음인에게만 좋다.
3. 감자가 힘이 빠지면 소양인, 감자는 소양인에게만 나쁘다.
4. 무가 힘이 빠지면 태양인, 무는 태양인에게만 나쁘다.

이 같은 실험을 통하면 자신의 체질이 즉석에서 진단이 되는 것이다.

완력테스트의 제1방법

이 조사 방법은 1980년 초경에 우연히 어느 단식 도장을 방문하였는데 장군이라고 불리는 70세 가량의 노인이 있었다. 그런데 이 노인은 필자와 인사후에 재미있는 실험을 해보이겠다고 했다. 나보고 일어서서 손등이 위로 가게 양팔을 옆으로 뻗어 수평으로 들고 오른팔에 힘을 세게 주라고 하면서, 내 오른 손등에 자기의 왼손을 대고 아래로 내려 눌러보며 나의 오른팔의 힘을 조사(완력조사법)하는 것이었다. 다음은 나의 왼손에 준비해온 여러 가지 곡물(작은 비닐 주머니에 한 가지씩 들어있음) 중 한 가지를 쥐게 하고 오른팔의 힘을 조사해 보는 것이다.

▮▮▮▮ 완력테스트 제1방법(그림 1)

왼손에 무, 오이, 당근, 감자 등의 한 가지 식품을 들고 오른팔을 위에서 밑으로 누르면서 팔힘을 조사한다.

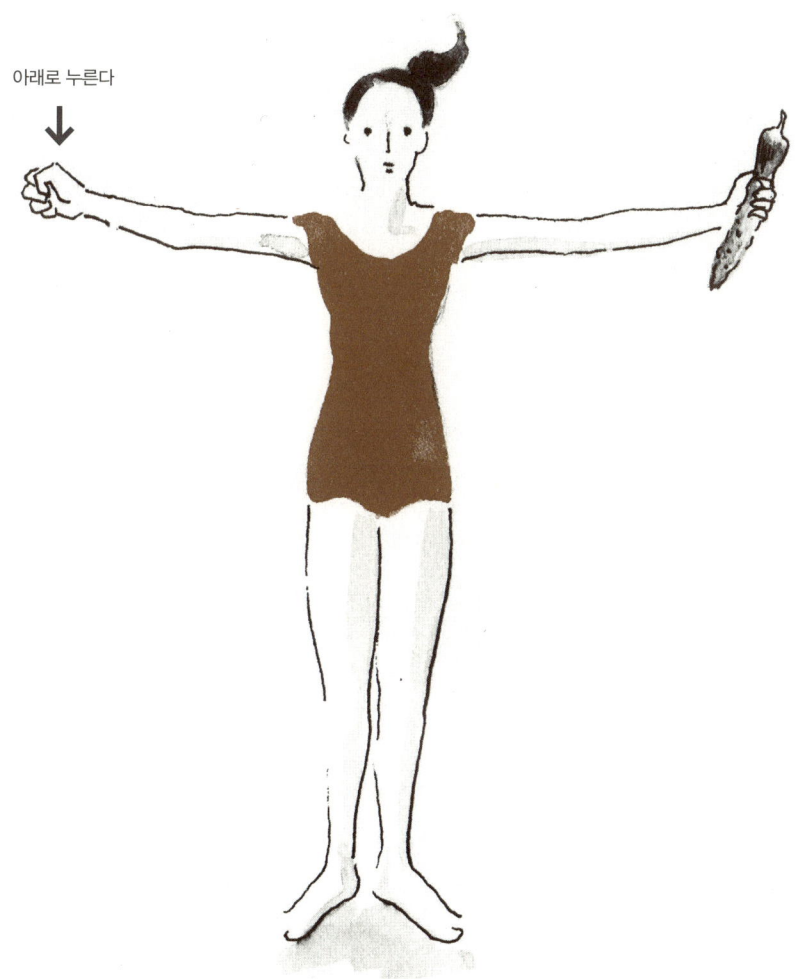

곡물에 따라 힘이 원상태로 유지되거나 힘이 약해져서 오른팔이 쉽게 밑으로 떨어지는 경우가 있었다. 이때 그 노인은 '힘이 약해지는 곡물은 해가 되는 곡물'이라고 설명해 주었다. 참으로 신비스러운 현상이었다. 나는 좋은 것을 한 가지 배웠다고 좋아하며 집에 돌아와서 가족들에게 실험해보았다. 실험은 (그림1)과 같이 하고 이 실험에서 오이를 들었을 때 힘이 약해지면 소음인, 당근이 힘이 좋으면 태음인, 감자가 힘이 빠지면 소양인, 무가 힘이 빠지면 태양인이 된다.

완력테스트의 제2방법

1987년 여름에 완력조사법(식품조사방법)의 제1방법이 다시 생각났다. 그래서 오른 팔을 아래로 내려 눌러서 팔 힘을 조사하는 대신 오른팔 손목에 무거운 물건을 달아매고 아래로부터 위로 들어 올리며 팔 힘을 조사해도 팔 힘의 정도를 조사할 수 있을 것으로 생각하고 실험을 해 보기로 했다.

건축자재로 쓰이는 자갈을 15kg 정도 사다가 길이가 1자 정도 되는 큰 비닐 자루에 10kg을 넣고, 자루를 묶은 끈을 오른팔 손목에 걸었다. 오른팔을 밖으로 들어 올려 보니 힘을 힘껏 주면 수평높이까지 겨우 들어 올릴 수 있었다. 결국 이 10kg의 무게가 나의 오른팔 힘을 조사하는데 적당한 무게가 되는 것이었다. 단, 이 자갈의 무게는 개개인의 팔 힘에 따라서 차이가 있다. 각 개인이 최대의 힘으로

▌▌▌▌ 완력테스트 제2방법(그림 2)

왼손에 오이, 무, 당근, 감자 등의 한 가지 식품을 들고 오른팔로 자갈주머니(5-10kg)를 위로 들어 올리면서 팔 힘을 조사한다.

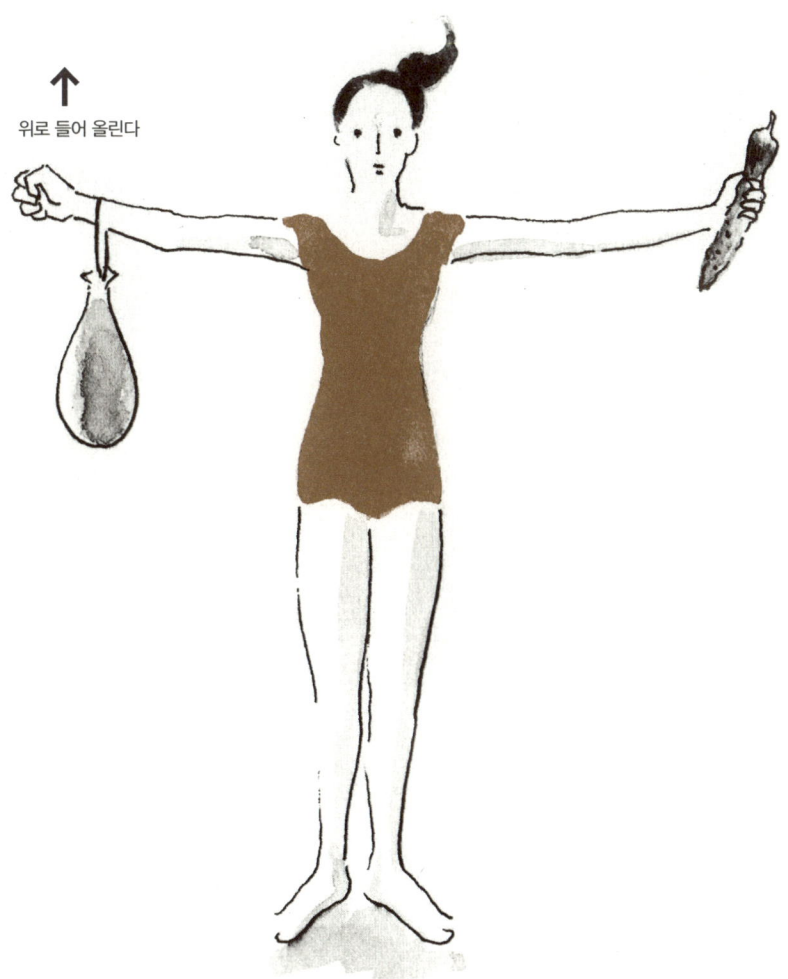

위로 들어 올린다

수평까지 들어 올릴 수 있는 무게이어야 하기 때문이다.

어쨌든 이렇게 준비가 끝나자 식품판별의 실험을 시작했다.

왼손에 한가지씩의 식품(곡물, 채소 등)을 쥐고 자갈이 든 자루를 오른팔 손목에 걸고 위로 들어 올리면서, 여러 가지 곡물, 야채를 하나하나 실험을 해보니 오른팔 힘이 그대로 있거나 또는 힘이 빠져서 도저히 들어 올릴 수가 없는 경우가 있었다.

필자는 전(1970년)부터 필자의 체질(태양인)에 해가 되는 식품과 유익한 식품을 잘 알고 있었으므로 이 같은 실험을 통하여 판별이 된 식품들과 필자의 체질식품의 종류와 일치되는 지를 유심히 살펴보았다. 이 방법은 개인이 직접 할 수 있는 체질식품 판별법이 되는 것이다.

완력테스트의 제3방법

자갈주머니를 사용하는 것이 조잡하고 볼품이 없어서 역기에 쓰이는 바벨(중심에 구멍이 뚫린 원반형의 쇠뭉치 : 1kg, 1.5kg, 2.5kg, 3kg, 5kg 등이 있다)을 2.5kg 3개, 1.5kg 1개, 1kg 1개 등 모두 10kg을 사서 끈으로 한 덩어리로 묶은 다음 이에 30cm 길이의 튼튼한 끈고리를 달았다. 이 끈고리를 오른팔 손목에 걸고 들어 올리며 실험을 한 것이다. 필자는 이 도구를 집에 하나, 병원에 하나씩 준비해 두고 필요할 때마다 실험을 해보곤 했다.

각 가정에 1개씩 준비해 두고 여러 가지 식품 판별에 사용하면 긴

▮▮▮▮ 완력테스트 제3방법(그림 3)

왼손에 당근, 오이, 무, 감자 등의 한 가지 식품을 들고 오른팔로 바벨뭉치(5~10kg)를 위로 들어 올리면서 팔 힘을 조사한다.

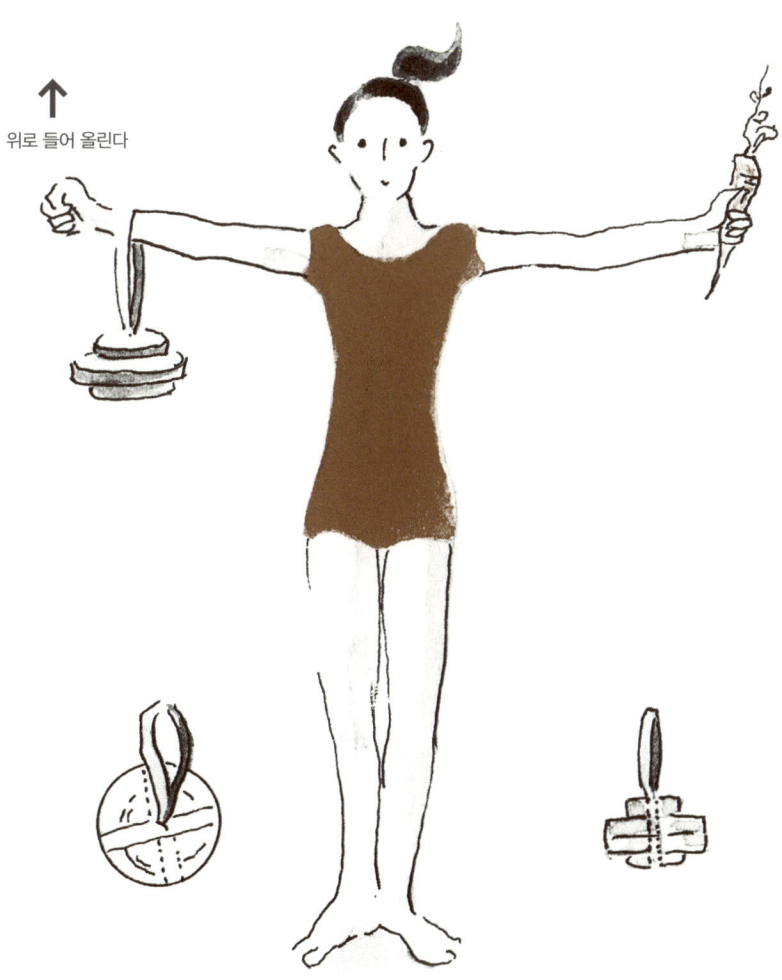

요하리라고 본다.

역시 오이, 감자, 당근, 무를 한 가지씩 왼손에 잡고 오른팔의 힘을 조사해 보면 즉석에서 자신의 체질이 판별이 되며 자신에게 좋은 식품과 해로운 식품도 알 수 있게 된다.

완력테스트의 제4방법

20kg 용량을 매달아 다는 저울(정육점에서 달아 매놓고 아래쪽의 고리에 고기를 걸고 고기 무게를 다는 저울)을 구입, 상부를 무겁고 두꺼운 송판에 고정하여 밑으로 가게하고 하부의 고기다는 고리를 위로 오게 하여 끈고리를 맨다.

이 끈고리를 오른팔 손목에 걸고 힘껏 들어 올리며 저울의 눈금을 조사해 두고 (기본힘), 왼손에 식품을 쥐고 오른팔의 힘을 조사하며 눈금을 살펴보면 유익한 식품과 해가 되는 식품의 눈금차가 3~4kg씩의 차이로 나타나곤 한다. 조사하는 식품과 힘에 의한 체질은 앞서의 3가지 방법과 마찬가지이다.

어쨌든 필자는 지금도 늘 바벨뭉치를 들어보며 여러 가지 식품의 해가 되는 것과 유익한 것을 판별하고 있다. 독자들도 바벨뭉치를 만들어놓고 ①오이, ②당근, ③감자, ④무를 한 가지씩 왼손에 잡고 오른 팔의 힘을 조사해 보면 즉석에서 자기의 체질을 판별할 수 있으니, 자신의 체질을 확실히 감별하여 자신에게 해로운 식품은 먹지 말

▋▋▋▋ 완력테스트 제4방법(그림 4)

왼손에 감자, 무, 당근, 오이 등의 한 가지 식품을 들고 오른팔로 고정된 저울을 위로 들어 올리면서 팔 힘을 조사한다.

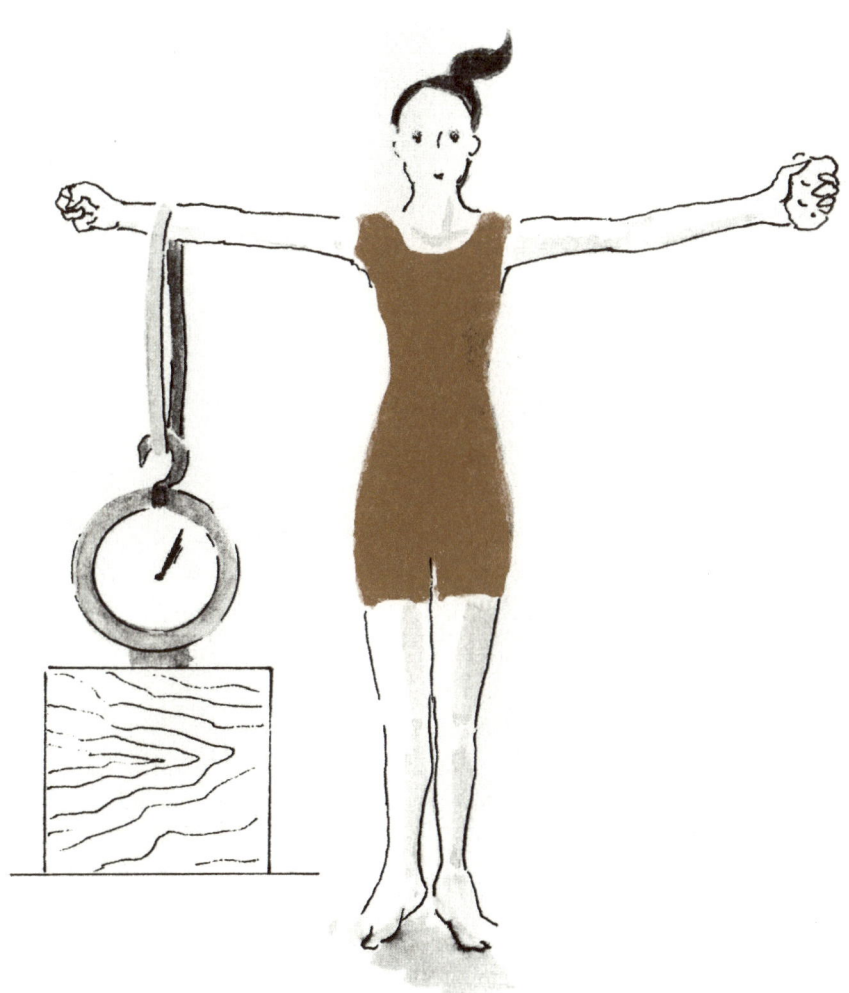

고, 유익한 식품을 많이 먹으면 모든 병의 근원을 제거할 수 있으며, 현재 병에 걸려 있는 사람도 자연 치유가 될 수 있다.

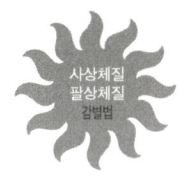

사상체질 감별법 2
오링테스트

바이디지탈 오링테스트(Bi-digital O-Ring Test)법은 미국에 살고 있는 일본인 의사 오무라 오시아기大忖惠昭 박사가 1970년 초에 연구한 것으로 '오무라테스트' 라고도 한다.

필자가 이 방법을 알게 된 것은 1988년 2월이었는데, 한번 보고 대단한 흥미를 느껴서 곧 실험을 하기 시작했다. 가족들, 병원직원들, 여러 환자들을 대상으로 실험해 본 결과 체질과 식품과의 관계가 확실하게 나타났다.

즉, 각 체질에 해가 되는 식품을 손에 쥐면 오링의 힘이 약해지고, 유익한 식품을 손에 쥐면 오링의 힘이 강해지는 것을 그 자리에서 확인할 수 있었던 것이다.

오링테스트의 실시방법

검자僉者와 피검자被僉者는 서로 정면으로 마주보는 위치에서 실시한다. 피검자는 시계, 반지 등 금속성 장신구를 전부 빼놓아야 한다. 이런 금속성은 전자파電磁波를 방해하고 실험결과에 영향을 주기 때문이다.

피검자는 양손을 몸에서 20cm이상 떨어지게 앞으로 들고, 오른손의 엄지손가락 끝과 둘째손가락 끝을 맞대고 O자형(O-Ring)을 만든다. 검자는 양손의 둘째손가락을 이 오링에 꽂고 좌우방향으로 잡아당긴다. 이때 피검자는 오링에 최대의 힘을 주고 벌어지지 않도록 노력하고, 검자는 이때의 오링의 힘을 기억해 둔다(기본힘).

다음은 피검자의 왼손에 한 가지 식품, 약품, 음료수 등을 쥐게 하고 오른손 오링의 힘을 조사한다. 이때 오링의 힘이 먼저 조사한 기본 힘과 같이 강하면 이 식품은 유익한 식품이고, 힘이 약해져서 오링이 쉽게 벌어지면 해가 되는 식품이 된다.

각 물질의 전자파電磁波는 종이, 비닐, 유리를 통과하고 실험상 지장이 없으니 식품을 종이봉지, 비닐봉지, 유리병에 넣어서 검사해도 잘 된다.

또 식품의 양은 쌀 한 톨, 물 한 방울이라도 반응이 나타난다.

피검자의 오링의 힘이 너무 강해서 검자의 둘째손가락 한 개의 힘으로 벌어지지 않을 때에는 둘째손가락과 셋째손가락을 합하여 동시에 오링에 꽂고 벌리며 조사하면 된다. 이렇게 해도 피검자의 오

▮▮▮▮ 오링테스트

왼손에 오이·당근·무·감자 등의 한 가지 식품을 들고 검사받는 사람은 오링을 만들고, 검사하는 사람은 두 손가락으로 오링을 벌리면서 손가락 힘을 조사한다.

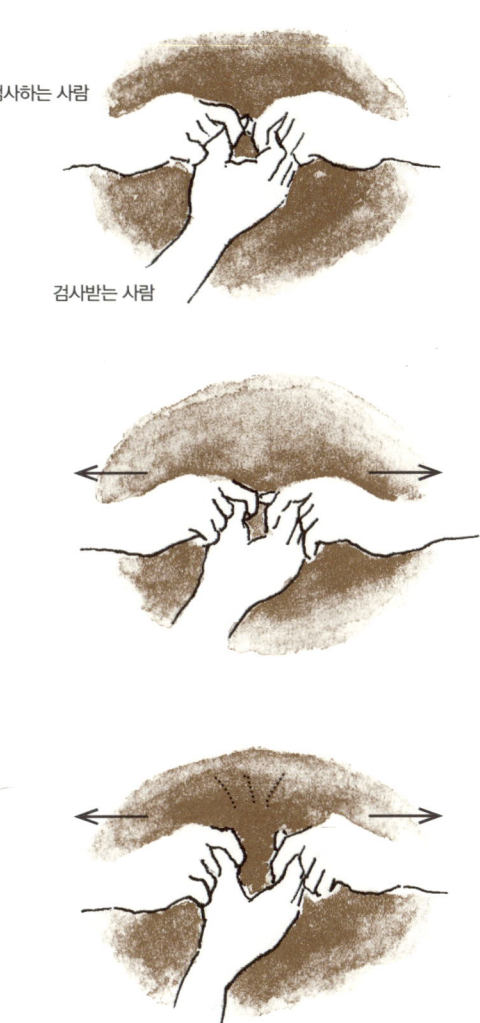

링의 힘이 강해서 안 벌어질 때는 둘째손가락 대신 셋째손가락으로, 다음에는 넷째손가락 또는 새끼손가락으로 만든 오링을 써서 힘을 조사해 보고, 제일 잘되는 오링을 사용해서 여러 가지 식품에 대한 반응(손가락 힘)을 조사하면 된다.

또 간혹 있을 수 있는 일이지만 피검자의 오링의 힘이 너무 강해서 실험(조사)이 도저히 불가능할 때에는 힘이 조금 약한 제3자로 하여금 왼손으로 피검자의 오른손을 잡게 하고, 제3자가 취한 오른손의 오링의 힘을 조사하면 피검자의 반응이 나타나게 된다. 이때 제3자의 체질과는 관계없이 피검자의 체질이 정확하게 나타나게 되는 것이다.

피검자(환자)가 너무 허약하여 오링의 힘이 약해 검사를 못할 때나 어린아이(유아에서 7~8세까지)의 경우에도 제3자(가족, 어머니, 아버지)를 중개해서 오링테스트를 실시하면 된다.

1차 실험을 해서 경향을 알아놓고 피검자에게 요령을 재차 설명해 준 다음 2차 실험을 반복하여 확실하게 판정을 하도록 해야 한다. 피검자(환자)에 따라서는 1회 실험의 결과가 불확실할 때가 간혹 있다. 이런 때에는 5~10분간 쉬었다가 재실험 하도록 해야 한다. 환자를 진찰할 때에는 2~3일간 반복 실험해서 체질감별에 오진이 없도록 적극 주의해야 한다.

오이, 당근, 감자, 무를 사용하여 사상체질을 감별한다.

필자는 오링테스트법을 알게 된 후 가족들, 병원직원들, 다수의 환자들을 상대로 체질과 식품과의 관계를 광범위하게 조사해 본 결과 체질(사상체질)에 해가 되는 식품과 유익한 식품이 정확하게 판별 되었다. 1년간 일반적으로 많이 사용되는 식품, 가공음료수, 주류, 건강식품, 많이 쓰이는 약품 등에 관해서 조사해 보았다. 그런데 이들 실험의 결과는 사상체질적으로만 나타났고 팔상체질적으로는 되지 않았다.

여기서 일반적으로 많이 먹는 식품의 사상체질상 해가 되는 식품과 유익한 식품의 일람표를 제시한다.(63페이지 식품일람표 참조)

이 식품 일람표를 보면, 태양인에게만 해로운 식품은 열무·무·쇠고기·소양인에게만 해로운 식품은 감자·고구마·귤·오렌지·레몬·미역·김·다시마, 태음인에게 유익한 식품은 당근·도라지·더덕·마, 소음인과 태음인에게 해로운 식품은 보리·팥·오이로 되어있다.

사상체질은 4종의 식품만 가지면 감별할 수 있게 되어 있다.

환자를 진찰(체질감별)할 때 오이를 쥐고 오링이 약해지면 소음인, 당근을 쥐고 오링이 강해지면 태음인, 감자를 쥐고 오링이 약해지면 소양인, 무를 쥐고 오링이 약해지면 태양인으로 판정한다. 확실하게 하기 위해서 2~3차례 반복 실험해 보도록 한다.

신체적인 특징으로 사상체질을 감별하는 법
(재래식 방법으로 현재 한의사가 하고 있는 감별 법)

1 얼굴형

●태양인…머리가 크며 둥근 편이다, 특히 목덜미와 뒷머리가 발달되어 있고, 하관이 빠르고 눈이 작다.

●태음인…원형 또는 타원형, 눈·코·입·귀가 크고 입술은 대체로 두툼하다.

●소양인…머리가 앞뒤로 나오거나 둥근 편이며, 표정이 밝다. 턱은 뾰족한 편이고 입은 과히 크지 않으며 입술은 얇다. 특히 눈매가 날카롭다.

●소음인…용모가 오밀 조밀 잘 어우러져 있다. 눈·코·입이 그다지 크지 않고 입술은 얇다. 눈에 정기가 없다.

2 체형의 특징

●태양인…체구가 단정한 편이나 상체에 비해 하체와 허리가 약해 보인다. 대체로 몸은 마른 편이고, 깔끔한 인상이며 눈에 광채가 있다.

●태음인…체격이 큰 편이고 근육과 골격이 발달돼 있어 보통 키가 크며 몸이 비대한 사람이 많다. 특히 손발이 크다. 허리가 굵은 편이고 상체보다는 하체가 더 충실하다. 의젓하고 무게가 있어 보인다. 여자는 미인이 적다.

●소양인…상체에 비해 하체가 약하며, 특히 다리가 가늘다. 살이

찐 사람은 드물다. 가슴 주위가 발달하여 경쾌해 보이나 가벼워 보이는 인상이기도 하다. 걸을 때 항상 먼 곳을 보고 걷는다.
　◉소음인⋯상체에 비해 하체가 발달하여 살과 근육이 비교적 적으나 골격은 굵은 편이다. 키와 몸집은 대체로 작은 편이지만, 몸매의 균형이 잡힌 사람이 많다. 얌전하고 온화한 인상으로 미남미녀가 많다.

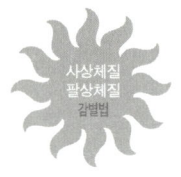

사상체질 감별법 3
성격의 특성으로 감별하는 법

기질적특성

◉태양인…머리가 명석하며 과단성・진취성・영웅심・자존심 등이 특히 강하다. 독창적이다. 의욕 과잉으로 주위 사람과 화합이 잘 안되며 독선적이다. 남을 비난하길 좋아하고 분노를 잘 일으킨다. 천재형・발명가・전략가・혁명가・음악가적 기질이 있어 위인이 아니면 오히려 무능력자가 되기 쉽다.

◉태음인…인자하고 마음이 너그럽고 활동적이다. 집념과 끈기가 있고 점잖으며 묵묵히 실천한다. 외곬이며 고집이 세고, 음흉하며 속마음을 잘 드러내지 않는다. 욕심과 교만이 있다. 여자는 애교성이 적다. 게으를 때는 한없이 게으르다. 호걸형・낙천가 타입. 겁

쟁이 · 사업가 · 정치가 타입이다.

●소양인…외향적이고 명랑하며 재치가 있고 판단이 빠르다. 다정다감하고 봉사와 희생정신이 강하여 이해관계에 따라 마음이 변치 않는다. 강직하고 의분을 참지 못한다. 성질이 급하고 경솔하며 실수가 많다. 화를 잘 낸다. 계획성이 적다. 비판적이며 체념이 빠르다. 대인관계는 원만하나 가정을 소홀히 하는 경향이 있다. 상인 · 군인 · 봉사자 · 중계인 · 서비스업 종사자 기질이다.

●소음인…사색적이고 매사에 치밀하며 착실하다. 판단력이 빠르고 머리도 총명하며 예의 바르다. 세심하고 내성적이며 자기 본위적이다. 질투가 심하고 계산적이며 화가 나면 쉽게 마음을 풀지 않는다. 늘 불안정한 마음을 갖고 작은 일에도 속상해 한다. 여자인 경우에는 꼼꼼하게 살림을 잘한다. 지사형 · 꽁생원 타입. 교육자 · 종교가 · 학자 · 사무원 기질이 있다.

심리상태의 특성

1 태양인

태양인의 성격은 남들과 잘 소통하고, 재간은 사고적이며, 과단성 · 진취성이 강하다. 반면에 계획성이 적고 대담하지 못하며 남을 공격하기 좋아하고 후퇴를 모른다. 지나친 영웅심과 자존심이 강하여 일이 안될 때에는 심한 분노를 표출한다. 또한 머리가 명석하고 뛰어난 창의력이 있어 남이 생각하지 못하는 것을 연구한다.

태양인은 그 수가 적어서 동무공東武公도 많은 연구를 하지 못하였다고 하였으며, 단지 자신의 경험을 통하여 두 가지 병증과 이에 대한 처방을 기록하고 음식에 대해서도 몇 가지를 분류 하였을 뿐이다.

2 태음인

태음인의 성격은 겉으로 점잖으나 속으로 음흉하며 좀처럼 속마음을 드러내지 않는다. 마음이 넓을 때는 바다와 같고, 고집스럽고 편협할 때는 바늘구멍 같이 좁다. 뻔히 잘못된 일인 줄 알면서도 무모하게 밀고 나가려고 하는 우둔성이 있어 마치 소에 비유할 수 있다. 앉은 자리에서 뭉개고 뛰쳐나가려고 하지 않으며 비록 묵묵히 있어도 속으로는 무궁무진한 설계를 하고 있는데 이를 실천에 옮기게 되면 대성할 수 있다.

태음인은 특히 사치와 말하는 것이니 도락을 매우 좋아한다. 한 번 시작한 것은 끝까지 붙들고 늘어지는 지구력이 있어 성공하는 사람이 많다. 자기주장을 말할 때에는 남들이 좋아하거나 말거나 끝까지 소신을 피력하는 끈질긴 성격이며, 듣기에 조리가 없고 비논리적인 것 같으나 자신으로는 반드시 골자가 있는 것이다. 또한 남보다 생각하는 시간이 더디지만 한 번 발언을 시작했다 하면 무게 있고 폭넓은 내용의 웅변을 토한다.

그러므로 큰 기업체를 운영하는 사람 중에는 태음인이 가장 많다. 태음인 중에도 인자하고 명랑하고 너그러워서 모든 사람의 추앙을 받는 인격자도 많다. 그러나 어느 체질에도 단점과 장점의 비율은 같다고 하겠다.

3 소양인

소양인은 항상 밖의 일을 좋아하고 가정이나 자신의 일은 경솔히 여긴다. 남의 일에는 희생을 아끼지 않고 그 일에 보람을 느끼므로 자기 일을 돌 볼 겨를이 없다. 매우 판단력이 빠르나 계획성이 적으며 일이 안될 때에는 체념을 잘한다.

의분이 생길 때는 물불을 헤아리지 않고 행동으로 옮겨서 목에 칼이 들어와도 하고야 만다. 그러나 상대가 잘못을 뉘우칠 때에는 즉시 동정으로 변하고 얼마 후에는 그 일을 잊으며 또 재론하지 않는다. 혹 실수가 있으면 후회가 깊어서 애심哀心으로 변하여 몸에 해를 입는다. 보기에는 경박하지만 다감하고 봉사정신이 강해서 사람들이 호감을 갖는다.

소양인의 기질은 무슨 일을 만들거나 개척하는 데는 장기가 있지만 조직과 마무리하는데는 부족하다. 그러므로 이해나 타산에 변절하지 않는다. 사상인四象人중에서는 가장 욕심이 적고 성질이 급하다. 오락에는 소질이 없으며, 또한 호색가도 못된다.

4 소음인

소음인은 내성적이지만 사교적이다. 겉으로는 유연해도 속으로는 강하다. 작은 일에도 세심하고 과민성이 있어 늘 불안정한 마음을 갖는다. 아전인수 격으로 자기 본위로만 생각하고 실리를 위해서는 수단과 방법을 가리지 않는다. 머리가 총명하여 판단력이 빠르고 매우 조직적이며 사무적이다. 자기가 맡은 일은 빈틈없이 처리를 잘하고 윗사람에게 비위를 잘 맞추며 지나친 아첨도 한다.

자기가 한 일에 남이 손대는 것을 가장 싫어하고 남이 잘하는 일에는 질투가 심하다. 또한 지능이 발달되어 잘못 흐르게 되면 끔찍한 사건을 저지른다. 편사심이 많아서 남을 오해하기 쉽고 한 번 먹은 마음은 좀처럼 풀리지 않으므로 그 말을 또 하고 또 하고 되풀이 한다. 경우에 따라서는 묵은 꼬투리를 끄집어내어 현재의 경우와 결부시키며, 타산적으로 적은 손해도 보지 않으려고 인색하고 불신하는 일이 많다. 자기보다 강한 자 앞에서는 잘 후퇴를 하나 다른 기회를 엿보아 측면으로 보복을 한다.

전형적인 소음인의 경우, 인색하고 짜다는 수전노의 소리를 듣는 일도 많다. 살림살이는 소음인 여자가 제일 잘한다. 깔끔하고 착실하며 아기 잘 낳고 매사에 치밀하고 밖으로 나가지 않고, 그야말로 알뜰살뜰한 가정을 꾸민다. 그러나 모든 것이 지나치기 때문에 식구들과 조화를 잘 이루지 못하며, 또한 질투가 심하여 작은 일에도 마음을 끓이고 늘 불안정한 마음을 가지므로 신경증 질환이 가장 많다. 다른 체질에 비하여 소음인이 병이 많은 이유도 여기에 있다고 하겠다.

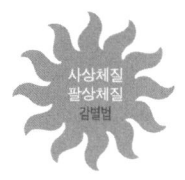

체질에 대한 개념

체질에 대한 개념은 학자들의 견해에 따라서 달리하고 있다. 자연관에서 출발하여 전체를 관찰하는 경우도 있고, 유전생물학적·병리학적 또는 임상심리학적으로 해석하는 일도 있다. 그러나 일반적으로는 개체個體의 활동 능력과 적응 능력을 지배하는 반응태세反應態勢를 말하며, 따라서 신체적 특성·정신적 특성·병적 영향에 대한 저항력·반동적 발현을 말한다. 현대의학에서는 삼출滲出체질·과민체질·무력체질·임파체질·알레르기체질 등으로 분류하고 있으며, 처음에는 유전적으로 성립되고 환경에 따라 서서히 변한다고 하고 있다.

그러나 이는 체질의 본질적인 것을 말하는 것이 아니라 개체에 대한 특성을 논論한데 지나지 않으며, 본래의 체질에는 형태적으로나 생리적으로 또는 심리적으로 유기적 총화를 이루고 있어서 본질이 변하지 않는다는 것이 지배적이라 하겠다.

성격과 기질

사람의 개체에는 성격과 기질의 두 가지 요소를 보유하고 있는데, 성격에는 의지의 소질이 있고, 기질에는 감정의 소질이 있다고 한다.

❶ 성격에는 생리적 기초 위에 환경적 작용을 하는데, 즉 ①유전인자에 의해서 성격 특질이 좌우되며, ②대사 기능과 내분비관계의 영향을 받으며 ③자율신경계의 저항작용에 의해서 감정과 정서적 반응에 성격이 달라질 수 있고 ④신체적 특질·문화적 요인·가족·친교관계로도 성격변화가 온다고 한다.

❷ 기질에 대해서는 개인의 정서적 반응의 특징을 말하는 것인데, 이는 경험에 의해서 변하기도 하나 주로 선천적 체질에 고정되어 있다는 것이다. 기질에 대해서는 동서양을 막론하고 논의된 연원이 오래되어 동양에서는 내경 시대로 알 수 있고, 서양에서는 히포크라테스 시대로 추상하게 되니 거의 같은 시대로 볼 수 있다.

고대 그리스 철학에서 우주 구성에는 화·수·풍·토의 네 가지 요소로 되었다는 원리로서 인체 형성에도 혈액·점액·담즙·흑담즙의 4액체로 구성되었다고 한 것이 히포크라테스의 체액병리설이다. 이를 기초로 하여 갈레누스는 4기질설을 말하여 심리학분야에

응용되고 있는데, 기질설에는 다혈질·담즙질·우울질·점액질로 분류하였다. 다혈질은 감동적이며 마음의 변화를 일으키기 쉽고, 담즙질은 정력적이며 객관적인 사고를 하고, 우울질은 우울하고 주관적인 사고를 하며, 점액질은 우둔한 편이며 감동이 지속적이다.

갈레누스의 사기질四氣質

다혈질에는 실업가가 많고, 우울질에는 학자가 많으며, 담즙에는 영웅·호걸·충신·열사가 많고, 점액질에는 종교적인 도덕가가 많다고 한다. 이와 같은 견해는 생리·해부학이 발달되기 이전에 논의된 일이며, 지금에는 내분비·신경계에 있어 성격형성에 연구 대상으로 도움을 줄 뿐이다.

체액	특성	기질형
혈액	온정적 정서적 사교적이며 흥분이 빠르고 명랑하다.	다혈질
점액	냉담하고 정서가 느리고 유하고 조용하다. 그러나 인내력이 강하고 고집이 세다.	점액질
황담즙	인내력이 적고 정서적이고 흥분이 빠르다. 단기短氣하나 용감하고 매우 객관적이다.	담즙질
흑담즙	인내력이 많고 지속적이나 우울하다. 주관적이며 보수적이다.	우울질

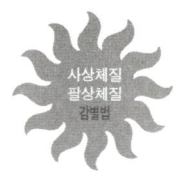

팔상체질 감별법 1

　권도원 박사는 팔상체질(8종체질)론을 확립하고 체질맥진법을 연구하여 체질을 감별하고, 체질에 따라 해가 되는 식품과 유익한 식품도 연구 보완하였다. 또 특수한 체질침법도 연구 개발하여 팔상의학을 거의 완성하였다.

　팔상의학에서는 정확한 체질감별이 절대로 필요한데 팔상체질맥진법이 배우기 어렵고 또 오진율이 높아서 보급되지 못하고 있었다. 그러나 이제는 필자가 발견한 식품 테스트 법으로 팔상체질의 감별을 간단하고 정확하게 할 수 있게 되어 급속히 보급되리라고 본다.

　권도원 박사가 연구·보완한 체질식품도 상당히 상세하게 되어 있고, 필자도 2년 전까지는 이 식품표에 의해서 환자의 식생활을 지도해 주고 있었다. 그러나 근래는 필자가 연구·조사한 사상체질 식품표를 사용하고 있다.

체질의학, 사상의학이나 팔상의학에서는 각 체질에 해로운 식품을 금식하면 거의 모든 병이 자연치유되는 경향이 있다. 따라서 모든 질병의 근원인, 제1차적 원인은 이 해로운 식품을 모르고 장기간 먹는 일이라고 믿어진다. 필자는 20년간 팔상의학을 연구하며 많은 고질병환자를 치료해주었다.

환자의 체질감별(전에는 체질맥진법으로, 근래는 식품테스트법으로)을 하고 체질침법을 써서 치료하며 체질식품표를 주고 체질상 해가 되는 식품은 섭취를 금지시키고 있다.

해가되는 식품의 금식을 철저히 하는 환자는 빠르게 치료가 되고, 충실하게 실행하지 않는 환자는 치료가 느리게 되고, 때로는 악화된다. 또 일단 완치된 후에도 해가 되는 식품을 다시 먹으면 재발되는 일이 많다. 이러한 실례를 많이 관찰하였으니 체질상 해가 되는 식품들이 환자에게 확실히 해가 된다는 것을 확신하게 되었다. 또 필자는 필자의 경우에도 해가 되는 식품을 먹으면 반드시 나쁜 증세가 나타나는 것을 지금까지 수백 번 경험했다. 따라서 필자는 해부학을 전공한 양의학자 임에도 팔상의학에 반하게 되었고 팔상의학만이 최고의 의학이고 건강 장수법이라고 믿게 되었다.

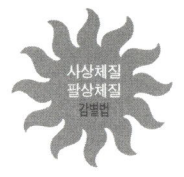

팔상체질 감별법 2
양주(VIP와 Passport)로 하는 체질판정

    세계 최고의 체질의학 체계인 우리나라의 사상四象체질론이 한의학자 권도원 박사에 의해 팔상의학八象醫學으로 재창조 되었다.
    만성병에도 가장 효과가 확실하고 우수하다는 팔상침법八象鍼法과 질병개선, 원기증진의 비방 '체질식이요법'으로 대표되는 팔상의학. 이것이 안고 있는 최대의 난관인 '체질 감별' 문제에 필자는 마침내 돌파구를 발견했다.
    양주 VIP와 Passport로 체질을 판정하는 '이명복 교수의 8상체질 감별법'과 각 체질법, 음식물과의 관계를 정립한 사상 · 팔상체질별 식이요법을 완성한 것이다.

오링(O-Ring) 테스트

사상체질론이 그 심오한 독창성 및 건강관리와 치병治病상의 중대성에도 불구하고 아직까지 정착에 어려움이 있었던 가장 큰 이유는 무엇보다도 각 사람의 체질을 감별해내는 것이 어렵기 때문이었다. 사상체질을 감별하려면 그 사람의 체격, 용모, 성격, 대소변 상태, 발한성發汗性, 음식물이나 약물에 대한 부작용 등을 기준으로 하여 판별하는데, 확실하게 판정되는 예는 20~30% 정도에 지나지 않는다.

사상의학 창시자인 이제마 선생 자신도 어려움을 겪었다는 이 체질 감별에서 권도원 박사의 업적은 비롯된다. 그는 손목의 맥을 짚어, 4종이 아닌 8종의 체질까지 구분해 낼 수 있는 '팔상맥진법八象脈診法'을 발견해낸 것이다.

이로써 사상의학은 권 박사의 팔상의학으로 재창조됨과 동시에 한의학의 기틀이 될 전기를 맞을 수 있게 되었다.

또 장부臟腑에 따른 12경락經絡의 허실을 정확히 알아야만 쓸 수 있는 사암도인의 오행침법도 그의 팔상침법으로 완성되어 비로소 널리 사용될 수 있게 되었다.

그러나 팔상맥진법은 완전히 배워서 터득하였더라도 오진誤診을 완전히 피하기가 쉽지 않아, 20여 년간 체질감별을 해온 필자도 1차 맥진에서 30% 정도 오진하고 재진, 삼진을 해야 할 때가 있었다.

하지만 이 체질 감별의 문제에도 해결책의 존재가 있어서, 88년 2월 필자는 '오링 테스트(O-Ring Test)'라는 획기적인 방법을 도입하였다. 이것은 원래 일본의 의학자 오무라 요시아기 박사가 70년대 초반에 발표한 것으로, 인체에 대한 약품의 유해성, 유효성이나 적량, 과량의 여부를 조사하는 데에만 주로 사용되었다.

필자는 이 오링테스트를 음식물의 유익, 유해성을 조사하는데 최초로 사용하여 맥진법으로 사상체질을 알고 있던 병원의 직원들과 환자들을 대상으로 수백 가지 음식물들을 조사하였다. 그 결과 사상체질별로 음식물에 대한 오링 테스트 결과가 일률적으로 나타난다는 놀라운 사실이 밝혀졌다. 그리고 이 결과는 권도원 박사가 8상 체질로 밝혀 놓은 유익, 유해한 음식물들과도 일치하였다.

이 같은 음식물에 대한 반응은 체질에 따라 매우 규칙적으로 나타났다. 때문에 한 사람이 몇 가지 체질별 음식물에 대해 보이는 오-링 반응만 검사해 보면 그가 어느 체질에 속해 있는 지를 쉽게 알아낼 수 있는 것이다.

필자는 무(태양인에게 ×), 감자(소양인에게 ×), 오이(소음인에게 ×), 당근(태음인에게 ○) 등 4가지 음식물을 각각 작은 봉지에 약간씩 넣어두고 체질 테스트용으로 사용하고 있다. 즉 감자를 왼손에 잡았을 때 오른손 오-링의 힘이 빠지면 소양인이고, 오이를 잡았을 때 힘이 빠지면 소음인, 당근에서 힘이 빠지지 않으면 태음인이다.

이 방법으로 필자는 2년 동안 필자를 찾아온 2천여 명의 환자에 대해 사상체질을 판별해 주었고, 그들에게 음식을 '가려먹도록' 조언해 주었다.

양주 VIP, 패스포드(Passport) 테스트
사상체질의 Ⅰ형에는 VIP가, Ⅱ형에는 「패스포드」가 몸에 맞아 체질판정 가능

'오링 테스트 법'은 누구든 주의 깊게 실습하여 배우기만 하면 그 어려운 사상체질 판별을 쉽게 해 낼 수 있어 사상의학 보급의 기폭제로 일컬어지지만, 음식물만으로는 8상 체질, 즉 각 사상체질의 Ⅰ, Ⅱ형 까지 분별되지 않아 필자는 내내 고심하여 왔다. 이 한계가 깨어지는 계기는 묘한 곡절을 통해서 찾아왔다.

서울대 보건대학원의 정경균(57세, 보건사회학 박사) 교수는 88년 11월 미국 하와이대학 교환교수로 재직하던 중 원인을 알 수 없는 전신 증상을 얻고 귀국했다.

팔다리가 저리고 종이 한 장만 만져도 손끝이 쓰리는 전신 신경염 중이었다. 그가 찾아왔을 때 필자의 첫마디는 '희한한 거 많이 드셨구먼' 이었다.

사실 정 교수는 하와이라는 이국의 풍토에서 몇 개월을 지내며 멜론, 파파야, 특산의 게 등을 실컷 먹었던 것. 침술치료를 기대하고 왔던 그는 필자로부터 태음인 Ⅰ형을 위한 한 장의 음식 리스트만 받고 손가락 쓰기도 힘든 처지임에도 다음날 인도네시아로 출장을 떠났다.

출장 중 파티며 술좌석이 잦았지만 정교수는 리스트대로 철저히 가려 먹는 것만은 잊지 않고 지켰다. 그랬더니 일주일 뒤 귀국할 때까지 그 끔찍한 전신의 통증이 말끔히 사라지고 몸이 개운해지는 데는 정말 놀라지 않을 수 없었다고 정 박사는 말했다.

계속해서 가려먹기를 실천하여 평소 즐기는 술의 해독이 빨라지고 30대의 정력마저 되찾게 되자, 그는 곧 오-링 테스트에 의한 체질 식이요법의 전도사(?)가 되어버렸다.

그런데 위스키가 맞거나 안 맞는 체질로 나뉘는 줄로만 알고 있었는데, 체질과는 관계없이 그 위스키가 VIP인가, 패스포트(Passport)인가에 따라 오링의 벌어짐이 반대로 나타나는 것이었다. 정교수는 똑같은 프리미엄급 위스키에 대해 다른 테스트 결과가 나온다는 사실을 필자에게 알려주었다.

그때가 지난 90년 1월 16일, 필자는 정 교수의 제보를 들은 이 날을 '팔상의학 재생再生의 날'이라 부르고 있다. 10년을 해도 정확히 판별해내기 힘든 팔상맥진법 대신 누구나 용이하게 8상체질까지 감별해 낼 수 있는 방법이 마침내 발견된 것이다.

즉 필자가 찾던 I, II형을 구분해 낼 수 있는 음식은 바로 위스키라는 기호품이었다. 기준 식품으로 사상四象까지 판정한 다음 위스키로 해보면 각 사상인의 I형에는 'VIP'가, II형에는 '패스포드'가 몸에 맞는 식품으로써 각기 피검사자의 오-링의 강도를 떨어뜨리지 않는다는 것이다. 또한 완력테스트도 마찬가지다.

I, II형의 여부가 그 위스키들의 어떤 성분이나 제조 과정 차이에 의해 좌우되는가 하는 의문이 남아 있지만, 그와는 상관없이 1월 이후 5백여 명에 대한 테스트 결과는 '위스키법'과 '팔상맥진법'이 서로 정확히 일치하고 있다는 것이었다.

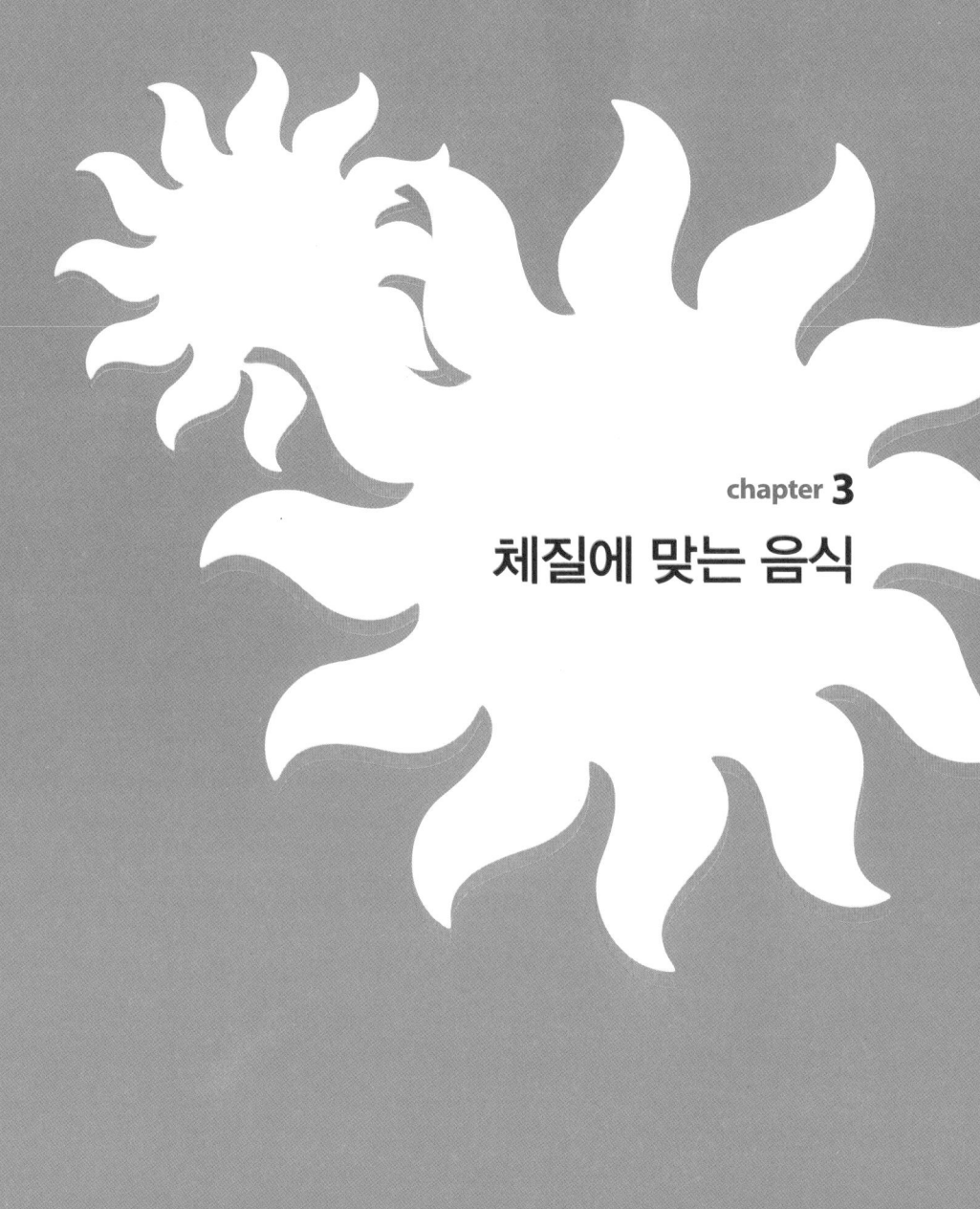

chapter **3**
체질에 맞는 음식

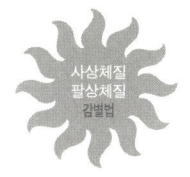

체질과 음식

　전편을 통해서 독자들은 체질 감별법으로 자신의 체질을 확실하게 알게 되었을 것이다. 이제 자기 체질에 맞는 식품을 알아야 한다.

　옛날 의학이 시작될 때부터 체질론體質論은 있었다. 서양의학西洋醫學의 시조 '히포크라테스'도 체질론을 말하였고 동양의학東洋醫學의 최고 원전原典인 황제내경에도 체질론은 상당히 자세하게 논술되어 있다.

　고대로부터 현대까지 일반적으로 말하는 체질은 사람의 외형과 특수질병에 기준을 두고 분류하는 것이 많았다.

　비만형(비만체질), 근육형, 두뇌형, 폐결핵형, 담즙형, 알레르기체질, 특수이상체질 등으로 분류하기도 하고 또 일부에서는 양성체질

陽性體質, 음성체질陰性體質, 산성체질酸性體質, 알칼리성체질 등으로 분류하기도한다.

그런데 이러한 체질은 사람의 일정한 외모, 건강상태, 질병상태 등을 기준으로 한 것이어서, 조건과 시간에 따라서 변화해 가고 있기 때문에 이제까지는 어느 한 사람의 일생의 근본적인 체질이 이런 것이다 하고 말하기가 매우 곤란하였다.

그러나 필자가 오랜 연구 실험과 노력 끝에 누구나 쉽게 체질을 감별할 수 있는 방법을 개발하였다.

하나는 사상의학四象醫學, 즉 4종체질론이고 또 하나는 팔상의학八象醫學 즉 8종체질론이다.

이 사상, 팔상체질에는 각 체질별로 유익한 음식물과 해가 되는 음식물이 있고, 이 해害가 되는 음식물을 부지중不知中에 장기간 먹으면 신체에 이상이 생기고 병이 될 수 있다.

우리의 온갖 질병의 근본원인의 하나는 이 해害가 되는 음식물을 먹고 있기 때문이다. 체질상 해가 되는 음식은 될 수 있는 한 먹지 말아야 하는데 특히 환자는 절대로 먹지 말아야 병이 쉽게 치료된다.

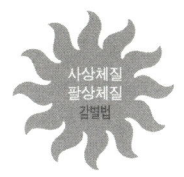

사상체질에 좋은 식품 해로운 식품

태양인 太陽人

● **좋은 음식**… 쌀, 통밀가루, 보리, 검은 팥, 검은콩, 색이 있는 콩, 호밀, 검은깨, 들깨, 메밀, 메조, 포도당, 황설탕, 천일염, 초콜릿, 배추, 양배추, 케일, 푸른 상추, 푸른 야채, 취나물, 가지, 오이, 토마토, 김, 미역, 다시마, 기타 해조류, 바다에서 나는 어패류, 특히 새우, 조개, 게, 굴, 오징어, 청어, 고등어, 배, 감, 곶감, 포도, 귤, 오렌지, 모과, 복숭아, 잣, 살구, 딸기, 바나나, 파인애플, 구연산, 비타민 C, 오가피, 녹차, 소주

● **해로운 음식**… 찹쌀, 차조, 수수, 흰 밀가루, 흰콩, 율무, 땅콩,

빨간 팥, 흰 설탕, 참깨, 참기름, 무, 당근, 도라지, 더덕, 마, 열무, 미나리, 샐러리, 유색상추, 모든 육류, 우유, 요구르트, 베지밀, 계란, 기름진 음식, 흰 소금, 사과, 밤, 대추, 호두, 은행, 참외, 멜론, 수박, 꿀, 로얄제리, 화분, 인삼, 녹용, 영지, 홍차, 커피, 비타민 A · B · D · E, 술, 모든 약

태음인太陰人

● **좋은 음식**… 쌀, 현미, 통밀가루, 찹쌀, 차조, 수수, 흰콩, 빨간 팥, 땅콩, 유색콩, 율무, 감자, 고구마, 황설탕, 천일염, 무, 당근, 도라지, 더덕, 연근, 마, 우엉, 시금치, 양배추, 푸른 상추, 취나물, 마늘, 파, 양파, 생강, 두부, 콩나물, 가지, 호박, 미역, 김, 다시마, 소고기, 개고기, 닭고기, 여러 가지 생선, 사과, 귤, 수박, 밤, 호두, 잣, 은행, 인삼, 녹용, 갈근, 구연산, 비타민 A · B · D · E, 소주

● **해로운 음식**… 메밀, 보리쌀, 흰밀가루, 검은콩, 검은팥, 녹두, 검은깨, 들깨, 흰 설탕, 초콜릿, 흰 소금, 배추, 케일, 유색상추, 미나리, 신선초, 셀러리, 숙주나물, 조개류, 게, 새우, 굴, 오징어, 낙지, 갈치, 고등어, 청어, 꽁치, 참치, 감, 곶감, 포도, 대추, 참외, 멜론, 모과, 영지, 결명자, 구기자, 오미자, 오가피, 비타민 E, 술

소양인少陽人

● **좋은 음식**… 쌀, 녹두, 보리, 검은팥, 통밀가루, 색이 있는 콩, 메밀, 검은깨, 들깨, 땅콩, 황설탕, 천일염, 배추, 푸른 상추, 푸른 야채, 시금치, 열무, 미나리, 셀러리, 신선초, 취나물, 오이, 마늘, 무, 연근, 토란, 우엉, 가지, 호박, 돼지고기, 소고기, 계란, 대부분의 어패류, 배, 감, 곶감, 포도, 참외, 수박, 딸기, 멜론, 바나나, 파인애플, 영지, 결명자, 구기가, 오미자, 비타민 E, 비타민 C, 구연산, 소주

● **해로운 음식**… 찹쌀, 차조, 수수, 흰 밀가루, 빨간팥, 흰콩, 율무, 감자, 고구마, 참깨, 참기름, 흰 설탕, 흰 소금, 파, 양파, 당근, 도라지, 더덕, 마, 생강, 카레, 후추, 겨자, 유색상추, 미역, 김, 다시마, 닭고기, 개고기, 노루고기, 양고기, 조기, 사과, 귤, 오렌지, 레몬, 밤, 대추, 호두, 인삼, 녹용, 꿀, 화분, 비타민 B, 술, 현미, 옥수수

소음인少陰人

● **좋은 음식**… 쌀, 현미, 찹쌀, 차조, 통밀가루, 흰콩, 유색 콩, 옥수수, 감자, 고구마, 황설탕, 천일염, 푸른 상추, 양배추, 시금치, 파, 양파, 생강, 마늘, 고추, 취나물, 후추, 카레, 참기름, 무, 연근, 우엉, 미역, 김, 다시마, 파래, 가지, 호박, 닭고기, 개고기, 소고기, 양고기, 염소고기, 보통생선, 사과, 귤, 오렌지, 토마토,

복숭아, 대추, 인삼, 녹용, 꿀, 구연산, 비타민 B · C, 소주

◉ **해로운 음식**… 보리, 팥, 흰 밀가루, 메밀, 수수, 검은콩, 녹두, 율무, 땅콩, 검은깨, 들깨, 흰 설탕, 흰 소금, 배추, 케일, 유색상추, 미나리, 셀러리, 도라지, 더덕, 당근, 오이, 참외, 수박, 멜론, 돼지고기, 조개, 새우, 게, 굴, 오징어, 낙지, 갈치, 고등어, 청어, 감, 곶감, 포도, 밤, 잣, 배, 바나나, 영지, 결명자, 구기자, 오미자, 비타민 E, 찬 음식, 얼음, 맥주, 신선초

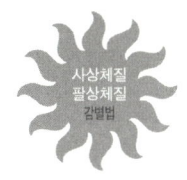

사상체질의 발병률이 높은 질병과 적합한 약재

태양인太陽人

- **발병률이 높은 질병**⋯ 간장 질환, 소화불량(신트림), 식도경련, 불임증, 안질, 각약脚弱, 상기上氣 등
- **적합한 약재**⋯ 오가피, 송절, 목과(모과), 미후도 등

태음인太陰人

- **발병률이 높은 질병**⋯ 급성폐렴, 기관지염, 천식, 심장병, 고혈압, 중풍, 습진, 종기, 두드러기, 알레르기, 대장염, 치질, 변비, 노이로제, 감기, 맹장염, 장티푸스, 가스중독, 황달 등

◉ **적합한 약재**… 녹용, 웅담, 산약, 사향, 대황, 마황, 우황, 행인 등

소양인少陽人

◉ **발병률이 높은 질병**… 신장병, 방광염, 요도염, 조루증(정력부족), 불임증, 상습 요통, 협심증, 주하증(여름을 타는 병) 등

◉ **적합한 약재**… 석고, 지모, 숙지황, 목통, 황련 등

소음인少陰人

◉ **발병률이 높은 질병**… 소화불량성 위염, 위하수, 위산과다증, 상습복통 등의 급만성 위장병, 우울증, 신경성질환, 수족냉증, 차멀미, 더위 타는 병, 설사, 외한증(추위 타는 병) 등

◉ **적합한 약재**… 인삼, 파두, 부자, 약쑥, 청피, 후박 등

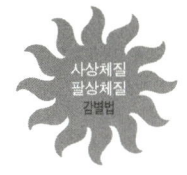

팔상체질에
좋은 식품
해로운 식품

태양인 I 형 金陰人

● **좋은 음식**… 메밀, 쌀, 모든 조개류, 모든 생선, 모든 채소, 김, 미역, 포도, 앵두, 귤, 오렌지, 복숭아, 겨자, 후추, 코코아, 포도당(노랑색깔, 푸른 색깔)

● **해로운 음식**… 모든 육류, 모든 기름, 밀가루제품, 수수, 콩, 우유, 설탕, 커피, 멜론, 밤, 잣, 은행, 도라지, 연근, 우무, 당근, 마늘, 녹용, 비타민 A, D, E, 모든 약.

태양인 Ⅱ형 金陽人

- **좋은 음식**… 모든 조개종류, 쌀, 메밀, 보리, 팥, 계란흰자, 오이, 배추, 카베츠, 기타 푸른 채소, 고등어, 갈치, 게, 새우, 생선, 젓갈, 기타 대부분의 생선, 코코아, 초콜릿, 포도, 딸기, 바나나, 파인애플, 포도당(푸른 색깔, 검은 색깔)

- **해로운 음식**… 모든 육류, 모든 기름, 모든 기호품, 술, 밀가루 제품, 고추, 마늘, 설탕, 무, 당근, 도라지, 밤, 사과, 계란노른자, 비타민 A, B, D, 녹용, 인삼, 모든 약.

소양인 Ⅰ형 土陰人

- **좋은 음식**… 쌀, 보리, 팥, 배추, 양배추, 오이, 돼지고기, 계란, 모든 조개류, 생굴, 게, 새우, 감, 배, 참외, 파인애플, 바나나, 포도, 딸기, 얼음, 초콜릿, 비타민 K(푸른 색깔, 검은 색깔)

- **해로운 음식**… 찹쌀, 감자, 고구마, 미역, 닭고기, 염소고기, 개고기, 노루고기, 후추, 겨자, 계피, 카레, 파, 생강, 사과, 귤, 오렌지, 인삼, 벌꿀, 비타민 B군, 페니실린

소양인 Ⅱ형 土陽人

- **좋은 음식**… 쌀, 보리, 밀가루제품, 콩, 팥, 배추, 무, 오이, 당근, 쇠고기, 돼지고기, 계란, 생굴, 새우, 게, 마늘, 배, 감, 파인애플, 참외, 수박, 딸기, 바나나, 비타민 E(검은 색깔, 흰 색깔)

● 해로운 음식… 찹쌀, 차조, 감자, 파, 미역, 김, 닭고기, 개고기, 노루고기, 후추, 겨자, 계피, 카레, 생강, 참기름, 사과, 귤, 오렌지, 인삼, 벌꿀, 비타민 B군, 설탕

태음인 I 형 木陰人

● 좋은 음식… 쌀, 콩, 밀가루제품, 수수, 두부, 쇠고기, 닭고기, 우유, 무, 도라지, 연근, 밤, 배, 사과, 잣, 호두, 은행, 수박, 마늘, 녹용, 비타민 A, D, E(붉은 색깔, 흰 색깔)

● 해로운 음식… 술, 모든 조개류, 메밀, 고등어, 갈치, 게, 새우, 오징어, 배추, 초콜릿, 포도당주사

태음인 II 형 木陽人

● 좋은 음식… 쌀, 콩, 밀가루제품, 수수, 두부, 설탕, 무, 당근, 도라지, 연근, 쇠고기, 우유, 계란, 마늘, 배, 사과, 수박, 호두, 잣, 밤, 비타민 A, D(흰 색깔, 붉은 색깔)

● 해로운 음식… 술, 모든 조개류, 고등어, 갈치, 게, 새우, 배추, 코코아, 초콜릿, 포도당 주사

소음인 I 형 水陰人

● 좋은 음식… 감자, 옥수수, 누른 밥, 시금치, 상추, 닭고기, 염소고기, 개고기, 노루고기, 참기름, 파, 생강, 마늘, 겨자, 후추, 계피, 귤, 카레, 토마토, 사과, 벌꿀, 인삼, 비타민 B군(노랑색깔,

붉은 색깔)

◉ **해로운 음식**… 보리, 팥, 오이, 돼지고기, 계란흰자, 생굴, 게, 새우, 바나나, 맥주, 얼음, 비타민 E, 모든 냉한 음식

소음인 Ⅱ형 水陽人

◉ **좋은 음식**… 찹쌀, 감자, 옥수수, 미역, 김, 닭고기, 염소고기, 개고기, 노루고기, 쇠고기, 참기름, 상추, 파, 생강, 마늘, 겨자, 후추, 계피, 카레, 토마토, 귤, 오렌지, 사과, 복숭아, 벌꿀, 인삼, 비타민 B군(붉은 색깔, 노랑색깔)

◉ **해로운 음식**… 보리, 팥, 오이, 돼지고기, 계란흰자, 생굴, 게, 새우, 참외, 바나나, 맥주, 얼음, 비타민 E

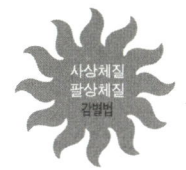

올바른 식사

근래 자연식自然食이란 말을 종종 듣게 된다.

필자도 가끔 자연식이란 말을 쓸 때가 있지만 그다지 마음에 드는 말은 아니다. 도리어 건강식이라든지 '올바른 식사'라는 말이 더 적합할 것 같다. 즉, 건강에 좋은 식사라고 보고, 또 인간이 건강하게 살 수 있게 하는 올바른 식사라는 표현이 더 마음에 든다. 사람이 항상 먹어서 병에 안 걸리고 건강하게 살 수 있는 음식을 먹는 것이 올바른 식사라고 말할 수 있을 것이다.

지금 선진 국가에서는 고도로 발달된 영양학과 식품제조 기술로 생산된 영양가 높고, 맛좋은 음식을 매끼 배부르게 먹고 있어 우수한 건강 상태로 모든 사람이 장수하리라고 믿고 있는데, 근래 수십 년간 사람의 건강상태는 오히려 악화일로에 있고, 고도로 발달된 의술과 의학으로도 치료가 안 되는 병이 점점 많아지고 있으며, 성인은 물론 어린 아이들도 건강이 나빠지는 일이 많이 발생하고 있다.

이렇게 되니 그 원인을 연구하는 사람(학자)이나 국가 기관이 많이 나타나고 있는데, 미국은 벌써 1970년대에 상원에서 '영양문제 특별위원회'를 구성하고 2년간이나 조사 연구하여 큰 성과를 얻고 올바른 식사 방법을 제시하기도 했다.

선진각국의 여러 가지 난치병, 즉, 성인병은 문명국 사람들의 그릇된 식생활로 생긴다는 것을 충분히 알게 되었다. 즉 문명국의 식사는 육식 과다, 정제 가공식품精製加工食品 즉, 인스턴트식품 위주, 흰설탕 과다, 가공음류수 과음過飮 등의 칼로리 위주, 맛 위주, 편리 위주, 향락 위주의 식생활 이라고 할 수 있다.

그리고 식품업자들의 돈벌이 위주도 한 몫을 하고 있다.

진실한 영양, 인간의 건강을 위한 영양, 사람에 필요한 모든 영양소가 골고루 들어 있는 올바른 영양식품이나 건강식품이 되지 못할 뿐만 아니라, 사람의 건강에 절대로 필요한 비타민류, 미네랄(무기질), 효소류, 섬유질이 부족하거나 아주 결핍된 식품들이 보통이다.

이제 이런 사실이 명백하게 연구되었고 이러한 결함을 보완하든지 시정하려면 식생활 개선을 해야 한다는 것 즉, 자연식을 해야 한다는 것을 알 수 있을 것이다.

자연식(건강식, 올바른 식사)이란 무엇일까.

간단하게 정의하자면 인간이 먹는 모든 음식물은 정제하지 말고, 가공하지 말고, 자연으로 생산된 상태로 먹을 수 있는, 최소의 조리를 해서 여러 가지 식품을 골고루 먹으라는 식사법이 되겠다.

이런 식품에는 여러 가지 영양소가 들어 있어 인간이 요구하는 모든 영양소를 섭취할 수 있게 되기 때문에 사람은 건강하게 장수할 수 있게 되는 것이다.

구체적으로 간단히 설명하면 우리나라 사람들은 현미에 잡곡을 듬뿍 섞어 밥을 지어서 주식으로 하고, 부식(반찬)으로는 여러 가지 야채, 해조류, 산나물, 발효식품, 콩제품 등을 먹도록 하고, 동물성 식품(육류, 유제품 등)은 되도록 먹지 않는 것이 좋을 것이며, 먹더라도 조금씩만 먹도록 하는 것이다.

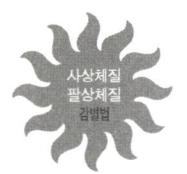

자연식과 질병치료

근래 자연식自然食이라는 말이 점점 보편화 되어가고 있으며, 고질병 환자, 특히 각종 암환자들이 현미밥과 야채반찬을 위주로 하는 소위 자연식 요법을 열심히 하고 있는 것을 볼 수 있을 것이다.

그럼 자연식이란 무엇인가. 설명은 지극히 간단하다. 즉 정제가공한 음식물을 먹지 말고 주식은 현미에 잡곡을 3~4종 섞어서 밥(5곡밥)을 지어 먹고 부식 즉, 반찬은 동물성 식품 30%, 신선한 야채 30%, 해조류 30%, 과일 10%의 비율로 하여 부식 전량이 주식(밥)과 같은 정도의 양을 먹는 식사법을 말한다. 그런데 몸이 약한 사람은 주식량을 6, 부식량을 4의 비율로 하는 것이 좋고, 비만증이 있는 사람은 주식량 4, 부식량을 6의 비율로 먹는 것이 좋다.

또 건강한 사람은 야채의 종류를 3종 정도로 해도 좋으나 환자 특히 고질병자는 야채의 종류를 5종이상으로 먹는 것이 좋다.

자연요법, 즉 자연 식이요법, 자연건강법, 자연의학의 연구가 방법에 따라 유파流派가 있다. 정사영鄭士永 박사가 주장하는 방법은 안식교회방법으로 동물성식품의 섭취는 일체 금지(금식)하고 곡채식만 먹는 것이며, 일본의 모리시다박사의 자연의식自然醫食도 곡채식만 먹고 육류, 어패류, 우유, 계란 등 동물성식품을 금식하는 방법이고, 한국에서 보편화 된 식사법은 건강한 사람의 경우 앞에서 언급한 바와 같이 동물성식품을 부식의 30% 정도로 섭취해야 된다는 방법이다. 이 방법에서도 암을 치료할 때에는 동물성 식품섭취는 일체 금지하도록 해야 한다.

또 음식물을 조리하는 방법에서도 차이가 있다. 한국의 일부 재야 자연식 관계자들이 주장하는 방법은 일본의 니시식 또는 니시의학에 의한 방법으로 야채류는 될 수 있는 한 생生으로 먹도록 하는 방법이며, 암을 위시한 여러 가지 고질병에는 생야채와 생현미가루를 먹는 생체식 건강법生體食 健康法을 하면 완치된다는 것이다. 이 생채식건강법으로 암을 완치시키는 데 성공하는 사례가 많이 생기고 있다고 한다.

암환자, 고질병 환자의 체력, 영양상태, 병의 정도 등은 천차 만별의 상태이므로, 개개인의 병세에 맞게 식이요법을 매일 연구하며 지도해야 성공하게 될 것이다. 모든 체질, 모든 환자들에게 절대적으로 효과가 있는 식이요법은 없기 때문이다.

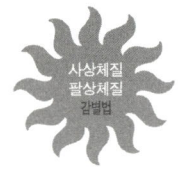

사람과 육식

    필자는 1978년부터 자연건강법을 공부하면서 자연식만 열심히 하게 되면 암도 자연 치유가 된다는 사실을 알게 되어 이에 대한 공부와 연구를 거듭하면서 점점 자신감과 흥미를 더하게 되었다.

    자연식에 관한 책을 이것저것 읽다 보면 일반사람들도 흥미를 느낄만한 일이 많이 나온다.

    20세기초에 영국의 의사인 '맥가리손' 박사가 '인도국립영양연구소' 소장으로 근무하면서, 세계 장수촌의 하나인 훈자왕국에서 100세 이상의 장수자들의 식생활을 탐구하고, 쥐를 연구 자료로 하여 식사와 건강상태와의 관계를 연구하였다.

    이 실험은 한 군群에 1000마리씩 3군의 쥐군에 ①훈자식(잡곡, 야채), ②인도식(곡류, 고기, 향신료), ③영국식 식사(고기, 버터, 치즈, 흰 설탕)를 주며 사육했다.

그리고 2년 7개월(사람의 연령으로 하면 60세에 해당) 후에 그 쥐들을 전부 해부하여 자세히 조사한 결과 ①훈자군에서는 예외도 없이 모두가 완전무결한 건강체로 있었고, ②인도식군에서는 위장병, 빈혈, 간염, 신장염, 탈모증 등이 있었고, ③영국식 식사 즉, 양식군洋食群에서는 인도식의 병변이 더 많이 나타나는 외에 뇌, 신경계의 이상 즉 정신이상까지 일으키고 있어 광폭하고 서로 싸우고 잡아먹고 하여 약육강식弱肉强食의 수라장을 이루고 있었다고 한다.

이 3군의 식사 중에서 제1군, 즉 훈자식 식사(곡물, 채식)가 건강에 제일 좋은 식사라는 것이 판명된 것이다.

지금까지 여러 나라의 장수학자들이 세계의 4대 장수촌을 찾아가서 100세 이상의 장수자들의 식생활에 관하여 자세하게 조사 연구하고 있는데, 장수촌의 식생활은 전부가 그 지방에서 생산되는 곡류와 야채, 과일을 먹고 있고, 육식은 거의 안하고 (1년에 3~4회 정도) 발효우유나 양젖을 조금씩 먹고 있는 것으로 나타났다.

이런 예를 보면 육식을 안하는 것이 건강에 좋으며 장수의 조건이 되는 것이다.

동서고금의 역사를 보아도 많은 실례를 볼 수 있다.

유명한 '피타고라스'는 1일 2식에 검은 빵과 벌꿀, 야채만 먹는 식생활을 계속하며 99세 까지 장수하였고, '소크라테스', '플라톤' 등 기타 여러 현자들도 이런 식생활을 했다고 한다.

발명의 왕 에디슨은 소식小食과 채식으로 85세까지 살았는데 81세의 생일날에 수백 명의 신문기자들 앞에서 다음과 같이 말했다고 한다.

"첫째, 식사는 매일 빵과 야채와 과일뿐이고, 그 양은 보통사람들의 한 끼분 정도이다.

둘째, 오랜 기간 발명하느라고 자지 않고 쉬지 않고 연구를 계속했다. 짧은 시간의 수면을 하고도 연구할 수 있었다는 것은 소식小食의 덕택이었고, 또 그런 활동에너지는 야채의 덕분이었다."

최근 독일의 '막스 프랑크 영양생리학연구소'에서 다음과 같은 발표를 하였다.

"성인의 단백질 소비를 보충하려면 고기로 60g(1일 량), 식물성 단백질로는 그 반의 30g, 발아중의 활성 단백(콩나물, 숙주나물 등)으로는 다시 그 반분인 15g이면 된다."

최고 양질 단백은 발아단백發芽蛋白이고, 양질단백은 식물단백植物蛋白이며, 불량단백不良蛋白은 육류단백肉類蛋白이라는 것이다.

사람들은 단백질하면 고기만으로 생각하는데, 곡물이나 야채에도 양질의 단백질이 많이 있고 특히 곡물의 배아와 발아중의 식물 속에 최고 양질의 단백질이 많이 있다는 것을 알아야 하겠다.

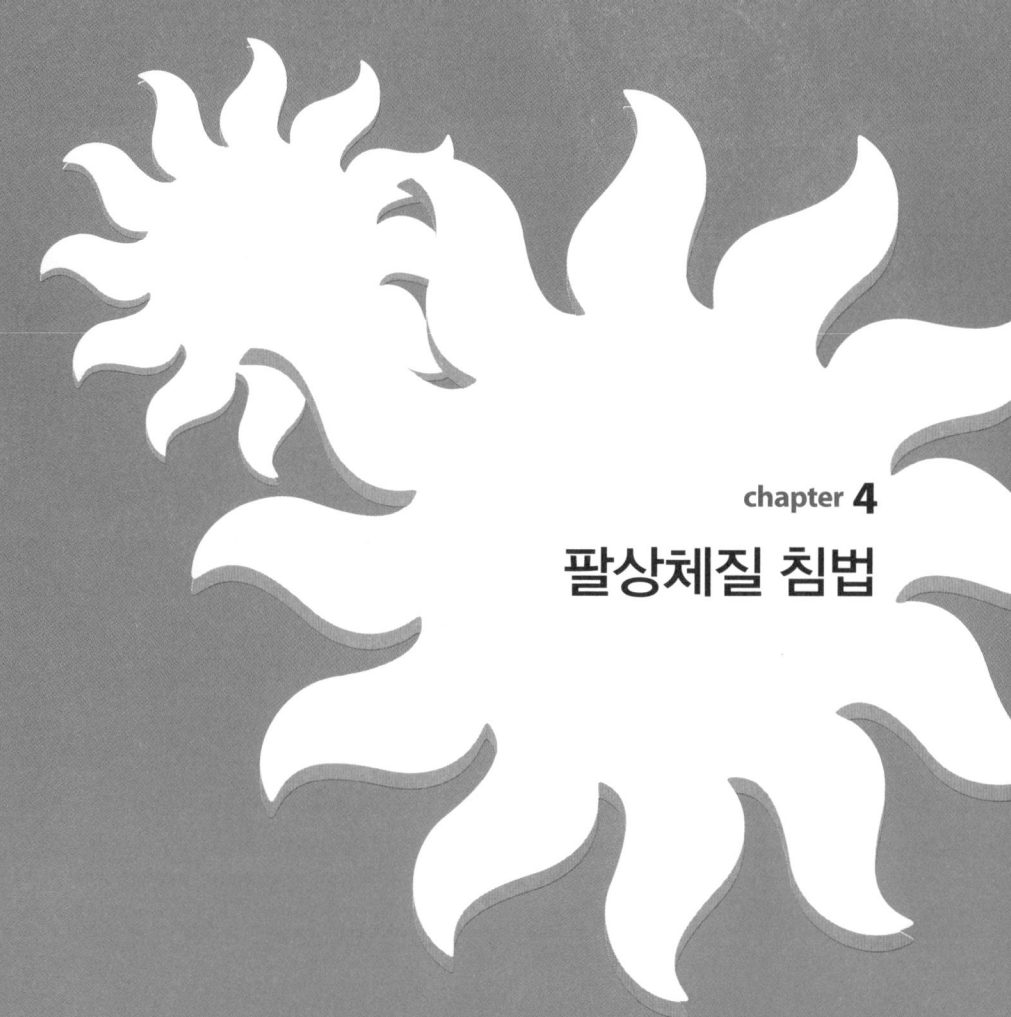

chapter **4**

팔상체질 침법

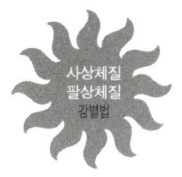

살균방은 항생제보다 뛰어나다

　팔상의학은 한의사 권도원 박사가 연구한 것이고 권 박사는 팔상체질을 감별하는 특수 맥진법(고래 한의서의 맥집법과 다르다)과 각 체질에 해가 되는 식품과 유익한 식품, 각 체질의 질병을 치료하는 특수 체질침법 등을 상세하게 연구, 발표하였다. 필자도 팔상의학에 매료되어 배우고 지금까지 20년간 연구하며 고질병과 난치병 환자를 치료해주고 있다.

　팔상의학의 맥진법은 간단하나 맥진을 배우기가 어려워서 성공하는 사람이 거의 없어 지금까지 보급이 안 되고 있다. 그러나 팔상체질침법으로 환자를 치료해 보면 양약과 한약 등으로 치료 안 되는 고질병, 난치병까지 치료되어 우수한 의술이라고 볼 수 있다.

1987년 전까지는 체질감별은 맥진법으로 해야 했는데, 그 후로는 필자가 연구한 식품테스트법으로 사상체질을 감별하고, 1990년 1월에 양주 VIP와 패스포트로 각 체질의 Ⅰ형과 Ⅱ형의 팔상체질의 감별이 가능하게 되어 현재는 팔상의학을 배우기가 지극히 용이하게 되었다.

양의사나 한의사가 전부 팔상의학을 배워서 환자의 질병치료에 이용하면 고질병과 난치병도 자신 있게 치료해줄 수 있을 것이다. 일반사람들도 식품테스트법을 배워서 각자의 체질을 감별하고 체질에 해가 되는 음식을 먹지 않도록 하면 건강해질 것이니 팔상의학은 국민건강, 인류의 건강을 위하여 꼭 발전 보급되어야 한다고 본다.

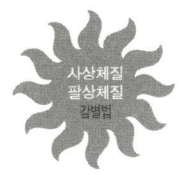

팔상체질침법
八象體質鍼法

체질침법은 오행침법五行鍼法의 처방을 이용하고 각 체질의 장부의 허 또는 실을 보 또는 사하여 허실을 조절, 질병을 치료하는 침법이다.

체질침법을 이해하려면 우선 오행침법을 이해해야 한다. 아래의 글은 이해하기가 어려운 점이 있을 것이나 인체생리의 오묘한 신비의 일단을 해명한 것이니 정신 차리고 읽어야 할 것이다.

오행침법은 고승高僧 사암도인舍岩道人이 약 500년 전에 연구한 것이고 각 장부(경락)의 허실을 정확하게 보사, 조절하는 침법으로 세계에 없는 침법이다.

오행(五行 : 木, 火, 土, 金, 水)은 동양철학의 우주자연현상의 기질基質 또는 기(氣, 에너지)이다. 인체의 장부에도 오행성五行性이 있고 간담肝膽은 木, 심소장心小腸은 火, 비위脾胃는 土, 폐·대장肺大腸은 金, 신·방광腎膀胱은 水가 된다. 또 12경락經絡에도 오행성이 있고 각 경락에 오행성이 붙은 5개의 경혈經穴이 있다.

또 오행의 상호관계는 상생相生 즉 목생화木生火, 화생토火生土, 토생금土生金, 금생수金生水, 수생목水生木과 상극相剋 즉 목극토木剋土, 토극수土剋水, 수극화水剋火, 화극금火剋金, 금극목金剋木의 관계가 있다. 인체장부기능의 상호관계도 이 오행 운행의 법칙에 따라서 조절된다고 한다.

오행침법에는 보사방법의 원칙이 있다. 즉 '보補하려면 관官을 사하고 모母를 보하라', '사瀉하려면 관官을 보하고 자子를 사하라'는 것이다.

예를 들어본다. 목木(肝)을 보하려면 관官인 금(肺)을 사하고 모母인 수水(腎)를 보하고, 목木(肝)을 사하려면 관官인 금金(肺)을 보하고 자子인 화火(心)를 사하라는 것이다.

체질침법처방(오행침법)의 조립은 오행의 상생상극의 원리를 이용하여 이론적으로 정확하게 구성되어 있다.

이 체질침법을 써서 치료하면 각 체질의 질병, 고질병이라도 반드시 호전되고 치료가 되니 이 처방이 정확하고 또 경락, 오행성, 장부의 오행성 등의 원리가 정확하다는 증명이 되는 것이다.

현대의학이나 현대과학으로 지금까지 필자가 쓴 내용, 즉 팔상의학, 체질침법 등은 도저히 이해가 안 되는 것이다.

그러나 불원간에 팔상의학은 급속히 보급되고 연구되리라고 본다. 필자가 발견한 식품테스트법으로 팔상체질감별이 간단하게 되었고, 체질침법은 간단하여 누구라도 쉽게 배울 수 있으니 발전 보급되는 것은 명약관화한 일이다. 앞으로는 체질침법에 능숙한 사람만이 명의名醫가 될 것이다.

우주천체의 삼라만상의 변화가 일정한 자연법칙自然法則에 따르고 있는 사실, 인체(소우주)의 정밀한 생리현상의 변화도 오행의 법칙에 따르고 있다는 사실을 누가 알리오? 상대성원리를 발견한 아인슈타인 같은 천재가 나와서 오행의 기본 원리를 설명해 줄때까지 기다려야지….

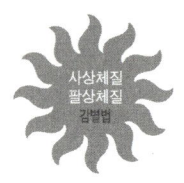

체질침법의 처방

체질침법에는 기본방과 병의 종류에 따라서 가미하는 보조방(가미방)이 있다.

기본방基本方

각 체질에 병근病根이 되는 장부의 허실을 정확하게 보사, 조절하는 처방이고 시술시에는 4회 또는 5회 반복하고 병종에 따라서는 보조방을 가미한다. 기본방만 사용하여도 대부분의 병은 호전된다. 외상(관절염좌, 타박상), 소아병에 쓴다.

1. 태양인 I형은 대장사방

2. 태양인 Ⅱ형은 간보방	
3. 소양인 Ⅰ형은 위사방	
4. 소양인 Ⅱ형은 신보방	
5. 태음인 Ⅰ형은 대장보방	
6. 태음인 Ⅱ형은 간사방	
7. 소음인 Ⅰ형은 위보방	
8. 소음인 Ⅱ형은 신사방	

활력방 活力方

노쇠, 원기부족, 저혈압, 내장하수, 신경통 치료에 쓰고 기본방을 4회 반복한 후 이 활력방을 2회 가미한다.

1. 태양인 Ⅰ형은 심보방
2. 태양인 Ⅱ형은 대장사방
3. 소양인 Ⅰ형은 간보방
4. 소양인 Ⅱ형은 위사방
5. 태음인 Ⅰ형은 심사방
6. 태음인 Ⅱ형은 대장보방
7. 소음인 Ⅰ형은 간사방
8. 소음인 Ⅱ형은 위보방을 쓴다

살균방 殺菌方

세균감염성병에 사용하고, 감기 편도선염, 폐렴, 뇌막염, 안질, 부비동축농증, 폐결핵, 장티푸스, 화농성피부염, 화상, 기타 세균감염에 의한 각종 질병 치료에 유효하다. 급성 초기에는 2~3회의 치료로 완치될 수 있는데 이 처방의 살균효과는 강력한 항생제보다 월등히 강하다. 기본방 5회에 살균방 1회를 가미한다.

1. 태양인 I형은 간보방
2. 태양인 II형은 위사방
3. 소양인 I형은 신보방
4. 소양인 II형은 소장사방
5. 태음인 I형은 간사방
6. 태음인 II형은 위보방
7. 소음인 I형은 신사방
8. 소음인 II형은 소장보방

마비방麻痺方

소아마비, 안면신경마비, 중풍마비 치료에 쓴다. 발병 후 될 수 있는 한 신속히 침치료를 받으면 빨리 회복할 수 있으나 발병 후 1개월 이상 경과하면 장기간의 치료를 요한다.

기본방을 6회 반복 시술한다.

정신방精神方

간질을 제외한 정신병, 히스테리, 불면증, 두통, 신경쇠약, 신경성 소화불량, 자율신경계 이상 등에 특효가 있다. 발병 후 4~5년, 또는 8년이 된 정신분열환자도 완치된 예가 있다. 기본 4회에 이 방을 2회 가미한다.

1. 태양인 I형은 소장보방
2. 태양인 II형은 심포사방
3. 소양인 I형은 심초보방
4. 소양인 II형은 심사방
5. 태음인 I형은 소장사방
6. 태음인 II형은 심포보방
7. 소음인 I형은 삼초사방
8. 소음인 II형은 심보방

염증방炎症方

비세균성 염증치료에 쓰는 처방이고 장계 염증방과 부계 염증방으로 구분한다.

● 장계 염증방臟系炎症方

장계(心, 肺, 肝, 腎, 脾)에 염증이 있을 때 사용하고 세균성 감염증에는 살균방과 교대로 사용한다. 또 관절염, 척수염 치료에도 사용하고, 기본방 5회에 이 방 1회를 가미한다. 류마티스성 관절염에는 장계염증치료방을 2회 반복한다.

1. 태양인 I형은 소장보방
2. 태양인 II형은 폐사방
3. 소양인 I형은 담보방
4. 소양인 II형은 비사방
5. 태음인 I형은 소장사방
6. 태음인 II형은 폐보방
7. 소음인 I형은 담사방
8. 소음인 II형은 비보방

● 부계 염증방 腑系炎症方

부계(소장, 대장, 담, 위, 방광)에 염증이 있을 때 사용하고 그 외에 피부병, 순환기계병, 부인병, 이비인후과병, 간질치료에도 사용하고, 기본방 4회에 이 방 2회를 가미한다.

1. 태양인 I형은 담보방
2. 태양인 II형은 비사방
3. 소양인 I형은 방광보방
4. 소양인 II형은 심사방
5. 태음인 I형은 담사방
6. 태음인 II형은 비보방
7. 소음인 I형은 방광사방
8. 소음인 II형은 심보방

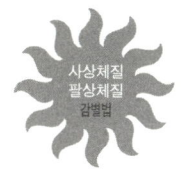

팔상 맥진법

팔상맥진법은 재래 한의학의 맥진법과는 전혀 다르고 대단히 간단하다. 그러나 숙달되기 까지는 1년 정도의 연습과 훈련을 요한다. 열심히 연습하면 누구나 숙달될 수 있고 팔상체질을 감별하게 되리라 본다. 그러나 대부분의 한의사와 양의사들은 이 맥진법을 익히지 못하고 도리어 그따위 맥진법이 어디 있느냐고 비방하기 일쑤다. 오히려 의사가 아닌 일반 취미자가 맥진법 숙달에 성공하는 예를 간혹 본다.

팔상맥진법은 열심히 연습하면 숙달되고 성공할 수 있지만 오진율이 상당히 높다. 필자도 1차 맥진에 30% 정도 오진하고 재진 3진을 해야 할 때가 있다. 그래서 환자를 대하면 불안감이 앞선다. 그러나 요즘은 앞서 소개한 '오링 식품테스트법'을 맥진과 함께 실시, 거의 정확하게 체질을 감별할 수 있게 되었다.

팔상맥진법을 설명해 보겠다.

의사는 우수右手로 환자의 좌수左手의 맥을 진맥하고 좌수로 환자의 우수의 맥을 진맥한다. 맥진할 때 의사의 손가락(제2지, 3지, 4지)을 대는 부위는 환자 앞팔(전완부)의 전면에 손목 횡선부터 상방1치(3㎝ 정도)부에 제2지를 대고(寸脈), 그 상방에 제3지(關脈) 제4지(尺脈)를 대고 이 세손가락에 같은 힘을 세게 주며 꼭 누르고 맥을 본다. 최후까지 제일 강하게 뛰는 맥을 찾으면 된다. 이 맥박이 체질맥이다.

환자의 좌수 우수의 맥을 진맥하고 다음에 기술된 맥상을 참고하여 팔상체질을 판정하는 것이다.

1. 태양인 I형	좌수 척맥, 우수촌맥
2. 태양인 II형	좌수 척맥, 우수 관맥
3. 소양인 I형	좌수 촌맥 + 척맥, 우수 관맥
4. 소양인 II형	좌수 촌맥, 우수 관맥
5. 태음인 I형	좌수 관맥, 우수 관맥, 양수의 맥이 짧다.
6. 태음인 II형	좌수 관맥, 우수 관맥, 양수의 맥이 길다.
7. 소음인 I형	좌수 척맥, 우수 척맥, 양수의 맥이 길고 가늘다.
8. 소음인 II형	좌수 척맥, 우수 척맥, 양수의 맥이 짧고 강하다.

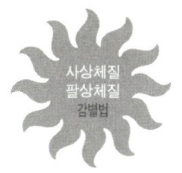

팔상체질 병근론
病根論

팔상의학에서는 각 체질마다 장부의 강약(실허)의 배열이 일정한데 그 순위는 다음과 같다. (실에서 허로의 순위)

1. 태양인 I형	대장, 위, 방광, 소장, 담
2. 태양인 II형	폐, 비, 심, 신, 간
3. 소양인 I형	위, 소장, 대장, 담, 방광
4. 소양인 II형	비, 심, 간, 폐, 신
5. 태음인 I형	담, 소장, 방광, 위, 대장
6. 태음인 II형	간, 신, 심, 비, 폐
7. 소음인 I형	방광, 담, 대장, 소장, 위
8. 소음인 II형	신, 간, 폐, 심, 비

또 각 체질마다 발병의 근본 원인(병근)이 되는 1개장 또는 부의 허실은 다음과 같다.

1. 태양인 I형	대장 실이 병근
2. 태양인 II형	간 허가 병근
3. 소양인 I형	위 실이 병근
4. 소양인 II형	신 허가 병근
5. 태음인 I형	대장 허가 병근
6. 태음인 II형	간 실이 병근
7. 소음인 I형	위 허가 병근
8. 소음인 II형	신 실이 병근

상기의 관계를 보면 대장의 실(태양인 I형), 허(태음인 I형), 간의 실(태음인 II형), 허(태양인 II형), 위의 실(소양인 I형), 허(소음인 I형), 신의 실(소음인 II형), 허(소양인 II형)의 관계로 되며, 사람의 모든 병은 대장 간 위 신의 4종 장부의 허 또는 실에 의해서 기원된다고 할 수 있다.

참고로 권도원 박사가 73년 발표한 각 체질의 이름을 살펴보겠다.

금음인 金陰人	Hespera(태양인I형)
금양인 金陽人	Hespero(태양인 II형)
토음인 土陰人	Saturna(소양인I형)
토양인 土陽人	Saturno(소양인 II형)
목음인 木陰人	Jupita(태음인I형)

목양인木陽人	Jupito(태음인 II형)
수음인水陰人	Mercuria(소음인I형)
수양인水陽人	Mercurio(소음인 II형)

권박사는 의미가 불분명한 구식의 체질명인 태양인, 소양인, 태음인, 소음인을 버리고 각 체질의 특성과 관련이 있다고 볼 수 있는 금상인金象人, 토상인土象人, 목상인木象人, 수상인水象人으로 개명하고 I형과 II형을 음인과 양인으로 바꾸었다.

chapter **5**

병명으로 본
임상치료 사례

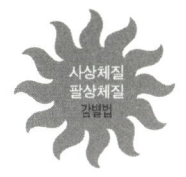

병명으로 본
임상치료 사례

"체질상 해가 되는 음식을 모르고 먹는 것이 모든 질병의 근본원인이므로 체질 감별을 받아 체질상 해가 되는 음식을 먹지 말아야 한다. 특히 강조하고 싶은 것은 바보가 되어야 치료에 성공할 수 있다는 것이다. 돈 있고 욕심 많은 사람들은 오히려 치료에 실패할 수 있다."

필자는 20년간 양약, 한약으로 치료가 안 되는 난치병, 고질병의 대부분을 치료해 보았다. 환자가 의사 지시에 따라 식이요법을 충실히 해주고, 체질침법 치료를 열심히 받으면 발병 5년, 10년, 20~40년 된 고질병도 치료되었다. 다음은 병에 따른 임상치료 사례를 소개한다.

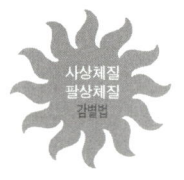

만성 소화불량증
소화기계질환

   우리나라 사람에게는 소화불량환자가 많다. 소화제를 먹으면 일시 좋아졌다가 다시 재발하고 아무리 식생활을 조심해도 근치가 안 되는 예가 많다. 이런 예는 체질상 해가 되는 음식을 모르고 먹는 것이 근본원인이 된다. 체질감별을 받아 체질상 해가 되는 음식을 먹지 않고 체질침법 치료를 받으면 단기간에 완치될 수 있다. 완치된 후에도 해가 되는 음식을 평생 먹지 않아야 한다.

   필자는 40년간 만성소화불량증으로 적지 않은 고생을 해왔다. 의과대학을 다니면서 대학병원도 문턱이 닳도록 출입했고, 경향 각지의 이름난 의사, 한의사, 침구사라면 안 찾아가 본 사람이 없을 정도였다. 그러던 중 70년 초 체질침법을 한다는 한의사를 만나 침을 맞았다. 그러나 처음 2개월은 효과가 없고 오히려 현기증만 났다.

필자의 체질이 소음인 I 형으로 잘못 판정되었기 때문이었다.

태양인 II형으로 다시 판정을 받고 4~5회 침을 맞았더니 40년 고질병이 거짓말처럼 나았다. 필자는 당시 58세로 환갑도 못 넘길것 같은 건강상태였지만 체질침법 덕분에 현재 80세를 넘게 살고 있다. 단 체질에 해가 되는 음식은 극히 피하고 있다는 점을 강조하고 싶다.

한번은 필자의 서울의대 해부학교실의 한 직원(남, 45)이 위의 통증이 심해 치료를 받고 있었다.

필자는 연습을 겸해 매일 이 환자의 맥진을 20일간 시도했더니 소양인 II형으로 진단이 되었다. 체질침 치료를 조심스레 시작했다. 그런데 1회 치료로 그토록 심하던 위통이 가라앉고 상태가 매우 좋아졌다. 1주일간 치료하니 그는 완치되다시피 했다.

그런데 이 환자는 대학병원에서 위암 진단을 받고 2개월 밖에 못 살 것이라는 판정이 내려졌다는 것이다.

위암환자가 침치료로 완치되었다는 소문이 서울대학교 내에 퍼지면서 본의 아니게 고질병 환자들이 몰려들기 시작했다.

필자도 기적과 다름없는 효과에 반해 많은 환자들을 치료했는데 소화기계 질환 중에서도 만성 소화불량증은 특히 치료 효과가 높은 것을 경험했다. 또한 위산과다, 위궤양, 십이지장궤양, 만성대장염, 신경성 대장염, 치질, 위암, 대장암, 직장암 등도 치료 대상이다.

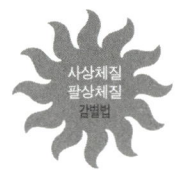

암 치료법

　근래 각종 암환자수가 급격히 증가하고 있다. 조기진단을 해서 조기수술을 하면 완치된다고 하나, 우리나라 현실로는 조기수술을 해서 완치될 만한 환자는 거의 없고 대부분 시기가 늦은 다음 진찰을 받아 항암제요법, 방사선요법, 면역요법 등을 받아도 결과가 안 좋은 환자들이다.

　필자의 가족 중에 위암, 폐암, 백혈병 등으로 희생된 환자가 있어 필자는 유난히 암 치료법을 연구하게 되었다.

　1976년부터 종합병원에서도 포기한 중증의 암환자를 치료해 보기 시작했다. 그동안 수 백명의 각종 암환자를 치료, 또는 치료법을 지도해 주고 있다.

환자의 상태가 집안에서 거동도 못하고 화장실도 가지 못하는 사람, 물을 먹어도 토하는 사람은 치료불능이고, 치료 가능한 상태는 30분 정도 산책을 할 수 있는 사람, 미음이나 야채즙을 먹을 수 있는 사람이다. 이런 경우 암이 여러 군데로 전파되어 있어도 열심히 치료하면 치유될 수 있다.

필자의 암치료 지침은 다음과 같다.

1. **정신수양** : 어려운 치료법이라도 열심히 실천하여 꼭 완치 하겠다는 굳은 의지가 필요하다. 조급하게 생각 말고 편안하고 느긋한 마음으로 1년 정도 투병할 마음자세를 갖는다.
2. 동물성 음식, 체질상 해가 되는 음식 섭취를 금한다.
3. 현미 미음, 죽, 잡곡밥(잡곡 3~5종 혼입)을 100회 이상 씹어 먹을 것, 반찬은 야채, 해조류, 된장, 두부 등이 좋고 잎 야채는 생것을 많이 먹고 뿌리 야채는 열을 가해서 조리해 먹을 것.
4. 야채즙을 많이 먹을 것. 하루 600~1400cc정도.
   (편집자 주 : 야채즙은 요즈음 유행하는 야채스프를 일컫는것으로 보인다.)
5. 조식 폐지, 아침 공복에 코론크린스 1~2술을 2 컵의 물에 타서 먹을 것(숙변 제거용)(편집자 주 : 요즈음은 효과가 뛰어난 숙변제거용 허벌 화이버류의 제품이 있다. 숙변 제거는 암환자 치료의 가장 기본이다.)
6. 생수(끓이지 않은 물)를 많이 마실 것. 하루에 2 l 가량
7. 천일염(호렴)을 볶아서 빻아 먹을 것. 죽염이 대단히 좋다.

8. 과일, 견과류, 땅콩 등 간식을 금한다.

9. 과식을 특별히 주의한다. 자신의 배가 가지고 있는 식사의 양을 70% 정도로 먹을 것.

10. 암에는 특효약이 없으니 약을 함부로 먹지 말 것.

11. 체질에 맞는 건강식품은 먹는 것이 좋다.

12. 풍욕風浴을 1일 6회 이상 할 것. 냉·온욕을 할 수 있으면 할 것.

13. 운동은 적당히 할 것. 만능건강기 운동이 좋다.

14. 물리치료 : 쑥뜸, 쑥찜, 부항치료, 탄소봉광선치료, 전신정체요법

15. 충분히 휴식을 할 것.

16. 치료일기를 쓸 것. 상세하게 쓰는 것이 좋다.

17. 특수요법 : 생채식건강법, 단식요법, 야채즙단식, 분유단식

(편집자 주; 인체의 면역력을 증강시킬 수 있는 검증된 면역력 증강 제품들이 요즈음은 시판되고 있어 암치료에 큰 도움이 되고있다. 자연요법, 현대의학적 방법과 함께 병용하면 치료확률이 그 만큼 높아진다. 암환자의 대부분은 면역력이 최하 수준이라는 사실을 명심하고 대처해야 암을 이길 수 있다.)

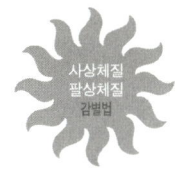

당뇨, 갑상선

갑상선 호르몬분비 이상과 당뇨병을 치료한 임상례를 소개한다.

갑상선 호르몬분비 이상으로 바제도씨병과 호르몬분비 저하증이 있다. 필자의 견해로는 호르몬분비 과다라든가 저하가 갑상선 기능 조절의 실조로 인해 발생하고 있는데 이는 전신 여러 장기의 기능실조 때문이라고 본다.

치료법은 다음과 같다.

1. 체질을 감별하고 체질에 맞는 체질침법의 기본방 4회에 정신방 2회 가미한 처방치료와 기본방 4회에 부계염증방 2회 가미한 처방치료를 하루 교대로 시술한다.
2. 체질상 유해한 식품 금식

3. 정제가공식품 금식과 자연식 위주의 식생활
4. 육식, 흰 설탕, 흰 소금, 금식 또는 조절
5. 쑥찜치료, 탄소봉 광선치료 병용
6. 풍욕 또는 냉온욕요법, 운동요법 등인데 효과가 좋은 편이다.

최근 생활수준이 향상되면서 당뇨병이 급증하고 있다. 전인구의 6~8%인 수백만 명이 당뇨병 환자이며 4~5세 소아에게도 당뇨병이 발생한다고 한다. 당뇨병은 ▲당분과다 ▲육식과다 ▲정제가공식품 위주의 식사 ▲야채나 섬유질이 많은 식품 기피 ▲스트레스 ▲운동부족이 원인이다. 당뇨병은 합병증이 잘 생겨 문제이나 올바르게 치료하면 꼭 불치만은 아니다.

필자의 당뇨병 치료법은 다음과 같다.

1. 체질을 감별하고 체질침법 치료 기본방 5회에 정신방 1회 가미하는 처방 치료인데 경증이면 1개월 정도 체질침법만으로 치료해도 좋아질 수 있다. 물론 체질상 해가 되는 음식물 섭취는 금해야 한다.
2. 육식은 20% 정도로 제한, 정제가공식품 및 가공음료수 금지. 야채 반찬, 섬유질이 많은 식품 위주의 식생활
3. 쑥찜치료, 탄소봉 광선 치료, 운동기기를 이용한 운동, 풍욕, 냉온욕 등이다. 이렇게 꾸준히 시행하면 6개월~1년이면 호전된다.

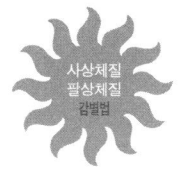

허리, 목디스크

필자에게 오는 요통환자들은 대부분 수개월 또는 수년간 고생해 온 경우들이다. 디스크도 있고 퇴행성 관절염, 근육통도 있다. 또 한쪽이나 양쪽의 좌골신경통(하지통증)을 병발한 예도 있다. 간혹 요통은 없고 좌골신경통만 호소하는 환자도 있다. 이들 증세의 치료법은 동일하며 다음과 같다.

1. 체질감별 (식품테스트법과 맥진법으로 감별)

2. 체질에 맞는 체질침법치료

3. 체질 식이요법 (체질상 해가 되는 음식물 섭취 금지)

4. 완치된 후에도 해가 되는 음식을 먹으면 재발한다.

필자가 치료해준 환자 중에 3~4개월 후 다시 아프다고 오는 환자가 종종 있다. 이런 환자들은 완치된 후 해가 되는 음식을 가리지 않고 먹었다고 얘기한다. 너무 고질화된 경우(퇴행성 관절염 등)에는 탄소봉광선 치료를 병용한다.

요통과 좌골 신경통이 심해 20m도 걸을 수 없는 환자(70세)가 있었는데 정형외과 진단은 '노인성 퇴행성 관절염'이니 참고 살 수 밖에 없다는 것이었다.

체질은 태음인Ⅱ형 (간실체질)·간사방인 기본방 5회, 장계염증방 1회 처방과 쑥찜, 탄소봉 광선 치료를 병용해 1주일간 치료하니 효과가 나기 시작하여 30회 치료하니 완치되었다.

근래에는 관절통, 신경통 등은 칼슘 부족이 원인이라고 보고 칼슘제와 구연산 복용을 권장하고 있다. 한편 목 디스크의 경우는 진짜 목 디스크는 그리 많지 않고 목덜미가 아프거나 견비통이 있는 환자는 굉장히 많다. 이들 증세는 피로할 때도 올 수 있고 고혈압, 저혈압, 자율신경실조증 때문에 오는 예도 많다. 치료법은 허리디스크의 치료법과 같다. 그런데 치료기간은 3개월 정도로 더 오래 걸린다.

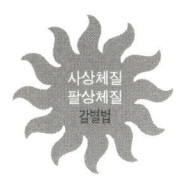

관절염

　우리나라 40세 이후의 중·노년 여성들 중 관절이 아픈 환자는 절반이 넘는 것 같다. 특히 무릎, 어깨팔꿈치, 손목 관절의 통증을 호소하는 환자가 많다. 몸 전체 중 한 두 군데 관절이 아픈 환자는(오래 안 된 경우) 1~2주 치료로 완치되나 6개월 이상에서 수년이 경과된 경우는 1개월 이상 체질침 치료를 요한다. 쇠뼈가루(우골분)와 구연산을 복용하면 도움이 된다.

　만성 관절염(무릎, 발목, 어깨, 팔꿈치, 손목관절 등)치료도 허리디스크 치료법과 같고, 관절류마티스는 대단히 난치의 병이라 6개월 정도로 장기간의 치료를 요하고 체질침법 장계염증방을 2회 반복 시술해야 한다. 식이요법은 전항과 같고, 될 수 있으면 야채즙을 많이 먹고 원기를 보충하는 것이 좋다.

관절이 삔 것은 발병 후 2~3일내에 체질침법 기본방으로 치료하면 1~2회 치료로 완치된다. 한편 류마티스는 수개 관절 또는 전신의 여러 관절에 퍼진 것이 있고 어느 정도 일 할 수 있는 정도에서부터 거동이 완전히 불가능한 환자도 있다.

편식을 하고 설탕이 많이 든 가공식품, 육식을 좋아하고 채식을 싫어하는 사람에게 많이 발생한다.

경증이라도 치료기간은 최소 3개월이 걸리고 중증 환자는 6개월 이상 1년 정도 열심히 치료해야 한다.

중증 환자는 정제가공식품, 가공음료수를 먹지 말고 육식과 동물성 식품도 금하는 것이 좋다. 현미잡곡밥에 야채반찬만 먹는 철저한 자연식을 해야 한다. 역시 쇠뼈가루, 구연산, 죽염, 맥주효모(소음인은 제외) 등을 섭취하는 것이 이상적이다. 치료법은 관절염과 같다.

관절은 삐었을 때에는 침을 맞는 것이 우리나라에서는 상식으로 되어있다. 일반 침구사나 한의사는 관절염좌를 치료할 때 부상한 관절의 통증, 압통이 제일 심한 국소에 침을 찌르고 뺀 다음 부항을 대서 피(죽은 피, 어혈)를 빼는 것을 원칙으로 하고 있다.

그러나 필자는 체질을 감별하고 체질에 맞게 체질침법으로 치료를 하되 반대쪽(건강한 쪽)에 침을 놓는 것이 다른 점이다.

환자 체질의 기본방을 4회 반복해서 시침하면 1회의 치료로 대개 완치된다.

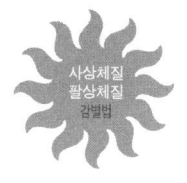

피부질환

자반증은 피부에 붉은 반점이 여러 곳 생기고 심해지면 자주색 반점으로 변하며 가려운데다 전신피로감으로 고생하는 병이다.

18세의 고3 남학생이 전신의 15곳 정도에 발진되어 있고 병원 치료를 하면, 1~2주는 일단 치유된 듯하다 수주일후면 다시 재발, 5~6년 계속되어 전신권태감으로 공부하기가 힘들다고 했다.

체질은 태음인 Ⅰ형(대장허체질), 기본방인 대장보방 4회에 부계염증방(피부병방도 됨) 2회 처방과 정신방 처방을 1일 교대로 사용하고 아울러 체질에 해가 되는 음식 섭취를 금했더니 1주일 후부터 효과가 나기 시작, 피부염증이 완화되고 피로감도 덜해지더니, 2주일간 치료하니 아주 좋아졌다.

알레르기성 피부염으로도 초등생부터 고교생까지 상당히 많은 환자가 내원한다. 거의가 몇 년씩 재발해 고생하는 환자들이다. 치료는 지극히 간단하다. 체질을 감별하고 해가 되는 음식물 섭취를 금지하도록 하면 자연치유가 된다.

특히 우유와 유제품, 흰 밀가루제품 섭취가 병을 악화시키는 공통 원인이라고 본다.

악성 여드름은 20세 초반부터 40세까지 장기간 얼굴에 여드름이 많이 나서 화농되고 치료를 하면 종기는 치유되나 푸르고 검은 반점이 생겨 대단히 추하게 보이는 병이다.

이 병의 치료법 역시 간단하다. 이런 환자는 우연인지 전부 소음인 II형(신실체질)이었다. 체질상 해가 되는 음식을 먹지 않도록 하고 밀가루제품(빵, 과자 등)을 삼가면 한결 좋아지는 것으로 나타났다.

손바닥 발바닥에 땀이 지독히 많이 나는 것도 일종의 병이다. 이 경우도 악성 여드름과 마찬가지 방법으로 치료하면 상태가 호전된다.

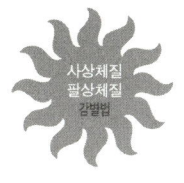

정신분열증

　필자가 체질침법을 배울 때 정신분열증도 잘 낫는다고 들었다. 그러나 믿기지는 않았다. 한번은 친한 친구의 아들(28세)이 8년전 정신분열로 대학병원에도 4번 정도 입원 치료를 했고, 약복용을 계속하고 있으나 현재 완전히 바보가 되다시피 하여 말도 안하고 밥도 안 먹는다고 했다.

　필자는 중세가 너무 심해 치료가 될까 싶었으나 일단 도전해 보기로 했다. 진맥을 해보니 태음인 Ⅰ형이라 기본방인 대장보방을 4회, 가미방인 정신방을 2회 시술했다. 매일 같은 방법으로 1주일간 치료하니 효과가 나타나기 시작했다. 다소 기분이 좋아지고 묻는 말에도 대답을 할 정도가 됐다.

그후 먹는 약을 줄이고 한 달을 치료하니 아주 좋아졌다. 6개월 후 취직을 해서 잘 다닌다는 얘기를 들을 수 있었다.

또 다른 환자로 개인 사업을 하는 45세 남자(태음인 Ⅱ형)의 4년 된 정신분열증도 치료한 예가 있다. 기본방인 간사방 4회, 정신방 2회 침법으로 2개월 치료했더니 완치되었다.

정신분열증은 체질침법의 정신방을 쓰면 잘 치료된다. 이와함께 식이요법을 철저히 해야 하는데 이 문제가 어려워서 실패하는 예가 많다.

자율신경실조증, 신경성 소화불량, 신경쇠약, 히스테리, 불면증 등도 정신방으로 잘 치료된다. 그런데 문제는 70년대에는 정신분열증과 같은 정신질환이 체질침법으로 잘 치료되었으나 80년대 들어와서 치료가 잘 안 되는 경향이 있다. 좋아지는 듯 하다가 다시 악화되기 때문인데 그 정확한 원인은 아직 모르겠으나 짐작컨대 인스턴트 식품 등을 너무 많이 섭취하기 때문으로 본다. 즉, 정제가공 된 식품을 주로 먹다보니 자연치유력이 저하되고 있지 않나 싶다.

한편 간질의 경우 20대 이후의 환자는 잘 치료되나 어려서부터 발병한 경우는 치료가 힘들다. 기본방 4회, 부염증방 2회 가미하여 치료한다. 히스테리와 신경쇠약, 불면증, 만성두통 등은 비교적 잘 치료된다. 기본방 4회에 정신방 2회 가미. 안검경련 및 안면근경련은 기본방 5회, 장염증방 1회를 반복(2회씩)하면 호전된다.

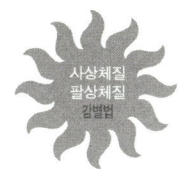

간담계
호흡기질환

만성간염, 간경화증(중증도), 만성담낭염 등의 간담계질환은 체질침법과 체질식사요법으로 잘 치료된다. 중증 이상의 간경화증, 간암 등 복수가 차게 될 정도로 악화된 경우는 특수한 치료법(암치료법)을 병용하여 장기 치료를 하면 성공할 수도 있다.

다음 호흡기계 질환 중 알레르기성 비염, 축농증(수술 후 재발례 포함), 만성후두염, 만성기관지염, 기관지천식, 폐결핵(10~30년간 불치의 결핵), 기관지 확장증, 감기, 홍콩 감기, 폐렴(항생제로 불치 상태) 등도 임상 례가 있다.

◉폐렴(항생제로 불치 상태)…살균방(세균감염 질환에 효과 있는

침처방)으로 치료가 잘 된다. 중풍 및 혼수상태로 3개월간이나 S대학병원에 입원했던 60세 남자환자가 있었다. 치료 가능성이 없던 환자를 2일간 살균방으로 치료하니 열이 내리기 시작하고 3회 치료로 정상이 됐다.

●폐결핵…30년간 불치병 폐결핵 환자가 살균방으로 1개월 치료로 완치되었다.

서대문 시립병원 입원환자 70명을 대상으로 치료. 대부분 5~8년간의 입원 경력으로 결핵균이 계속 나오는 폐결핵 환자를 2주일간 살균방 치료 후 객담에 결핵균이 소멸되고 1개월간 치료로 X선 판독 결과 완치로 판정되었다.

●기관지 천식…채질침법으로 치료가 잘되나 특히 체질식사요법이 중요하다. 필자의 고보동창생이 14년간 기관지천식으로 고생하던 중 체질침법 치료 1개월로 반 정도 치료되었다. 그 후 치료를 중단하고 체질에 해가되는 식품을 안 먹는 식생활 요법을 하니 6개월 후에 저절로 자연치유가 됐다. 기타 호흡기계통의 만성질환들도 체질침법의 살균방, 장염증방, 활역방 등을 적당히 써 치료하면 대부분은 완치된다. 치료에 시간이 걸리는 병은 기관지확장증이다. 근본적으로 원기가 나게 하고 체력을 보강시키며 치료를 해야 하니 보통 5~6개월 이상 소요된다.

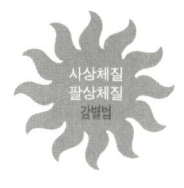

뇌졸중

보통 중풍이라 하는 뇌졸중은 반신불수가 되기 쉽다.

심하면 인사불성이 되거나 사망하기도 한다. 운이 좋아 가벼운 경우는 완치되기도 하나 고혈압까지 없어지기는 힘들어 2~3년 내에 재발하기 쉽다.

체질침법으로 뇌졸중을 치료한 예를 살펴보겠다.

60세 여자가 의식은 명료하나 좌반신이 완전마비 되었다. 발병 12일째 되었는데 그간 한의사의 침치료를 받으며 우황청심환을 복용했으나 효과가 없었다. 왕진을 가서 진찰(맥진)을 해보니 태음인 II형으로 기본방인 간사법(오행침방)을 6회 반복 시술한 후 효과를 알아보기 위해 10분 뒤 운동을 시켰다.

손가락 운동, 팔의 굴신운동, 들어올리기 등이 되었고 다리도 약간씩 움직였다. 환자는 물론 가족과 필자까지 놀랐다. 이튿날부터 이 환자는 원효로에서 서울의대까지 버스를 타고 다니며 1개월정도 열심히 치료받아 완치되었다.

필자는 중풍치료의 경우 약물은 투여치 않고 체질침법과 몇 가지 물리치료법으로 치료를 한다. 치료 단계는 다음과 같다.

1. 중풍이 발병하면 4시간가량 절대 안정.(편집자 주 : 중풍의 원인에 따라 치료 방법이 달라지기때문에 병원에 갈수있는 상황이면 즉시 큰 병원 응급실로 가는 것이 좋다.)

2. 팔상체질법의 마비방 치료.

3. 1천cc정도의 관장액으로 관장. 이 관장은 매우 중요하다. 관장기(의료기상에서 구입)에 섭씨 30℃ 정도의 온수 1천cc와 레몬즙 몇 방울을 섞어 숙변을 제거하면 마비가 진정되며 혈압도 최고 20~30mmHg는 떨어진다.

4. 발병 후 이틀은 금식. 단 생수를 30~50cc 씩 30분마다 먹인다.

5. 3일째부터 현미 미음, 체질상 유익한 야채(5종 이상)로 만든 야채즙(1백cc) 5회 투여. 당분간 야채 및 곡물만 섭취하고 동물성 식품섭취는 금지한다.

6. 계속 변비에 주의하고 변비가 생기면 반드시 관장을 한다.

7. 특효약이 따로 없으니 명약 구한다고 낭비하지 말 것.

8. 체질상 해가 되는 식품은 일생 섭취하지 않는다.

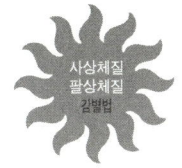

만성
신장염

필자에게 만성신장염을 치료받으러 오는 환자는 극히 드물다. 그만큼 만성 신장염은 불치의 병으로 알려져 있고 심한 경우 신장 이식을 해야 하는 병이기 때문일 것이다.

만성 신장염으로 신장기능이 20% 정도밖에 남지 않은 중증환자도 완치된 예가 있다. 철저한 식이요법, 즉 체질상 해가 되는 음식의 금식, 자연식 위주의 식생활, 체질침법 치료로 치료되나 몇 가지의 물리치료법을 병용하면 더 효과적이다. 무염식을 하면 안 되고 천일염을 볶아서 빻은 것을 하루에 티스푼 한 술 정도로 섭취하면 좋다.

정사영 박사는 자신이 신부전증이 되어 1년간 혈액투석치료를 받다가 현미밥과 야채 반찬만 먹는 자연식을 하여 완치되었다고 TV방송을 하며 많은 환자에 자연식이요법을 지도하고 있다고 한다. 그러나 필자는 혈액투석치료까지 하는 신부전증 환자는 치료해 본 경험은 없다.

서울의대 교수에서 정년퇴임하고 필자가 새마을 단식연구원에 근무할 때인 80년대의 일이다.

12세의 남자초등학생으로 만성신장염이 된 지 2년, 병원 약을 계속 복용하며 무염식을 하고 있는 환자가 찾아왔다. 얼굴은 백지장같이 창백하고 얼굴과 수족에는 부석부석하게 부종이 있었다.

필자는 단식치료의 대상은 안 되나 잘 치료해주겠다고 하고 입원시키도록 했다. 진찰을 하니 소양인 II형(신허체질)이어서 기본방 5회, 장계 염증방 1회와 물리치료로 새로운 뜸법, 탄소봉 광선기(일종의 물리치료기)치료, 만능 건강기 운동치료 등을 하며 철저한 식이요법을 시작했다.

1. 3~5종의 야채로 만든 야채즙을 오전 오후 1컵씩
2. 현미 미음(후에 현미죽→현미 잡곡밥)
3. 부식은 야채반찬만, 동물성 식품 섭취 금지
4. 소금은 천일염을 볶아서 가루로 만든 것을 사용, 첫날부터 천일염 가루 1찻숟갈씩 투여 등이었다.

그러니까 3일후부터 혈색이 나기 시작하고 식욕이 회복되며 소화도 잘 되었다. 환자는 원기가 점점 나며 건강이 좋아져 1개월의 치료

로 완치되었다.

현대의학에서는 만성신장염 환자에게는 식염을 극도로 제한하거나 무염식을 시킨다. 현재 사람들이 최고의 소금이라고 믿고 쓰는 흰 소금(화학 염)은 인간이 먹어서는 안 되는 소금이다.

건강(생리)에 좋은 소금은 천일염이다. 그러나 천일염을 식염으로 먹을 때에는 반드시 볶아서 쓰는 것이 중요하다. 천일염에는 염화마그네슘(간수)이 들어있는데 그것은 사람의 몸에 유해하기 때문이다. 그러나 열을 가하면 염화마그네슘은 분해되어 산화마그네슘이 되고 염소는 증발해버린다. 산화마그네슘은 우리 몸에 절대로 필요한 미네랄이다.

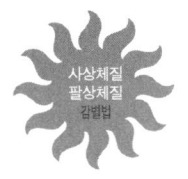

고·저혈압
순환기계 질환

순환기계통의 질환 중 고혈압, 저혈압, 심장병, 협심증, 수족냉증, 뇌졸중 등도 체질침법의 치료대상이다.

동맥경화증, 심장병, 고혈압, 저혈압 등은 치료기간이 장기간(6개월~1년)이나 체질상 해가 되는 음식 섭취를 금하고 자연식을 하면 자연 치유되고, 체질침법으로 치료를 하면 비교적 단기간에 치료할 수 있다.

필자는 73년 9월 고혈압을 10년째 앓고 있는 일본 남자(61세)를 소개받았다. 이 환자는 뇌졸중도 겹쳤는데 양약 및 침구 치료로 어느 정도 치유되었으나 혈압은 180~120mmHg 수준으로 계속 높았다. 맥진을 해보니 소음인 II형이라 신사방 침법으로 3일간 치료했더니 뒤통수가 당기고 아픈 증세가 한결 좋아졌다고 해서 소음인에 해로운 식품을 알려 주었다.

그로부터 5년 후인 78년 6월 다시 만났을 때는 120~70mmHg으로 혈압이 매우 좋아졌고 콜레스테롤치도 180mg%이었다. 그 환자는 음식을 주의하여 먹었더니 1년 만에 정상 혈압으로 떨어지더라는 것이었다.

고혈압은 식생활과 밀접한 관계가 있다. 체질상 해가 되는 식품의 섭취가 직접적인 원인이 되고 육류와 백설탕 과다섭취 등도 문제가 된다. 한편 저혈압은 영양 부조화 및 영양실조에서 온다. 체질상 해가 되는 식품 섭취를 금하고 육식과 백설탕제품을 제한하며 야채식을 많이 하면 한결 좋아질 수 있다.

또 심장병, 협심증 치료도 대략 동일하다.

고혈압, 동맥경화의 경우 식염이 늘 문제가 되어 현대의학에서는 1일 5g 이내로 제한해야 한다는 지적이 많다. 하지만 천일염만은 예외임을 강조하고 싶다.

현재 우리들이 늘 먹고 있는 흰 소금은 극도로 정제된 염화나트륨으로 미네랄(무기질)이 전무하기에 좋은 것이 없다. 반면 천일염은 바닷물을 조려서 만들었기 때문에 무기질이 상당량 함유되어 있다. 천일염만이 인체생리에 맞는 소금으로 20g정도 먹어도 지장이 없고 오히려 동맥경화를 예방한다 하겠다.

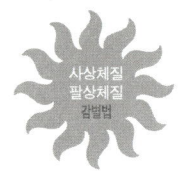

신석증
腎石症

지난 74년 필자의 제자(여의사)가 찾아와 조카가 교통사고로 골절상을 입어 3개월간 입원중인데 침으로 치료가 되느냐고 물어왔다.

환자는 22세의 대학생으로 석 달간 치료해도 별반 소용이 없어 3개월은 더 입원해야 한다는 것이었다.

필자가 체질침법으로 치료하면 몸 전체가 건강해지며 골절도 속히 치료될 수 있을 것이라 했더니 치료를 부탁해왔다.

맥진 결과 소음인 II형이라 기본방인 신사방을 4회 반복 시술했더니 환자가 오른쪽 다리 골절부가 시원해진다며 기뻐했다. 그런데 3일째부터는 요통이 심해 견딜 수 없다고 호소하는 것이었다.

그 환자는 콩팥에 신석이 있었는데 장기 입원으로 운동을 전혀 못하다 침치료로 문제의 신석이 빠져나가면서 통증을 느낀 것 같았다. 즉시 X선 사진을 찍고 진찰해볼 것을 권했다.

4일째에는 X선 사진에 신석이 5개 나타났는데 5일째에는 신석이 전혀 발견되지 않았다. 모두 배출된 것이다. 요통도 물론 씻은 듯이 사라졌다.

계속 체질침법으로 골절 치료를 30일 정도 계속했더니 골절도 완전히 유착되어 있었다. 깁스를 뜯어내고 물리치료를 받게 되었다. 이 환자의 경우 골절 치료를 하다 신석증도 함께 치료한 셈이다.

85년 여름 56세 가량의 남자 두 사람이 필자의 집을 방문했다. 그 중 한사람은 그 전년에 필자의 침치료로 대추 크기만한 신석이 통증도 별로 없이 자연배출되었다면서 친구의 신석이 밤톨 크기만 하니 치료해 달라는 것이었다.

필자도 믿기 어려웠지만 다시 한 번 시험해보고 싶어 그 환자를 치료하기로 했다. 태음인 Ⅱ형인 환자에게 간사법의 체질침법을 1회 시술했다. 그랬더니 후에 밤톨만한 신석이 자연배출되었다며 실물도 보여주는 것이었다. 비뇨기과의사가 신기한 일이라며 놀라더라는 얘기도 함께 전해주었다.

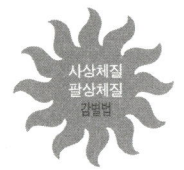

방광, 요도염

필자의 처형이 1년에도 몇 번씩 방광염으로 고생하고 있었다. 체질이 소양인 Ⅱ형(신허체질)이라 기본방인 신보방 4회에 부계염증방 2회, 기본방 5회에 살균방 1회 가미하는 체질침법을 썼더니 4~5회 치료로 많이 좋아졌다. 그 후로 방광염 증세가 보이면 계속 치료를 해주고 있다.

74년 가을 화농성 방광염, 요도염, 골반 내 감염이 심한 환자를 친한 교수의 부탁으로 왕진을 한 적이 있다. 환자(67세)는 침대에 누워 있고, 거동이 부자유스러운 상태였다. 좌복부에 인공항문, 우복부에 인공뇨관이 붙어 있고 얼굴색은 너무 창백해서 끔찍할 정도였다. 3

년 전 전립선비대증 진단하에 개복해보니 전립선암으로 확진되어 임파절 제거까지 대수술을 받은 환자였다.

수술 후 6개월간은 별 이상이 없다가 골반속이 뻐근하며 기분이 나빠지기 시작하여 다시 병원을 찾았으나 아무 이상이 없다는 설명이었다. 그러나 증세가 점점 심해져 미국에서 다시 진찰을 받은 결과 골반강에 고름이 많이 차있고 직장, 방광에도 염증이 심해 곧 파열될 상태라는 것.

필자가 갔을 때는 대학병원 전문의가 하루걸러 왕진을 해 항생제 주사와 진통제를 투여 중이었으나 요도 통증이 송곳으로 찌르는 것 같다고 호소했다. 환자의 체질은 소양인 II형(신허체질)이고 기본방 5회 살균방 1회로 치료를 시작하였다.

3일후부터 고름의 양이 줄고 통증도 감소되고 효과가 조금씩 보였다. 10일후에는 고름이 거의 나오지 않고 요도 통증도 시원하게 없어졌다. 치료를 더하면 완치되리라 보고 1백회까지 치료했으나 1개월 후부터는 제자리걸음이어서 실망했다. 그러나 일상 생활이나 회사 등의 활동은 할 수 있게 되었다.

지금 생각해보면 식이요법(자연식요법)을 철저히 했더라면 완치되지 않았을까 하는 아쉬움이 남는다.

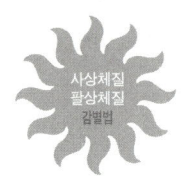

전립선염,
대하증

전립선염은 초기에 비뇨기과를 찾아 치료를 받으면 완치되나 우물우물하다 만성이 되는 경우가 많다. 만성전립선염은 1~2개월 끈질기게 치료하면 완치되는 것 같다가도 다시 재발하곤 해 수년간 또는 10~20년간 고생하는 병이다. 그쯤 되면 노이로제가 되고 만사가 귀찮아진다.

필자는 5명의 만성전립선 환자를 치료해보았는데 최소 2~3개월의 기간을 요했다.

우선 환자의 체질(팔상체질)을 감별하고 그 체질의 기본방(5회), 살균방(1회)의 처방과 기본방(4회), 부계염증방(2회) 처방을 1일 교대로 시술했다. 원적외선 쑥찜기로 하복부, 허리, 회음부에 쑥찜치료도 실시했다. 더 완벽하게 하려면 탄소봉 광선기로 광선치료도 해야 한다.

이 같은 치료를 2~3개월간 하면서 체질상 해가 되는 식품 섭취를 일절 금하고 육식 및 정제가공식품과 음주 등을 삼가야 한다.

한편 소화불량, 변비, 요통을 호소하는 환자 중에 대하증을 동반하는 예가 많다. 이럴 때는 원래 질환을 체질침법으로 치유하다보면 대하증도 따라서 치유된다.

만약 대하증이 심할 때는 기본방(4회), 부계염증방(2회)의 처방과 기본방(5회), 살균방(1회)의 처방을 교대로 써서 치료한다. 이때도 원적외선, 쑥찜치료를 병용하는 것이 치료기간을 단축할 수 있다.

26세의 처녀로 월경이 20일씩이나 계속되어 결혼도 못한다는 환자가 있었다. 체질은 태음인 Ⅰ형, 대장보방의 기본방(4회)에 부계염증방(2회)을 가미하는 처방으로 치료하며 가끔씩 정신방을 추가했다.

1주일 후 출혈이 멎고 그 후 1개월간 치료를 계속했더니 정상인과 같아졌다. 물론 체질상 해가 되는 식품 섭취를 금하도록 했다.

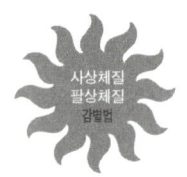

초기중풍은
관장만으로도
치유 가능

"필자는 1973년 좌반신마비로 고생하던 환자를 체질침법의 마비방으로 치료해 준 이래 몇몇 환자를 접해왔다.

요컨대 뇌졸중 치료에는 식이요법, 관장, 전신정체요법 등이 필요하다."

현재 동맥경화증환자, 고혈압과 저혈압환자수가 점점 증가해 가고 있으니 뇌졸중 발생이 많아져 가는 것은 당연한 일이다.

필자가 뇌졸중에 관해서 신경을 많이 쓰게 된 동기는 필자가 17세 때 선친이 59세에 오전 10시경 뇌졸중으로 쓰러지신 후 밤 12시경에 운명하시어 필자도 고혈압이 되고 뇌졸중이 될 가능성이 많다는 공

포심을 가지고 있었기 때문이다. 또 가까운 친척 중에도 39세, 52세, 63세에 뇌졸중으로 급사하는 예를 보기도 하고 직장 동료인 의과대학 교수 중에도 4~5명이 뇌졸중으로 세상을 뜨는 일을 보니 더 걱정이 되었다.

뇌졸중이 발생하면 인사불성(혼수상태)이 되는 중증인 환자 중에서 1/3은 사망하고, 1/3은 어느 정도 회복이 되어도 후유증이 남아 일생 불구자가 되어 고생하고, 경중인 사람은 1/3 정도가 완치된다는 논문을 본 일이 있다.

인사불성이 되어 단시일 내에 사망해버리면 가족들에게 피해가 적으나 인사불성으로 식물인간이 되어 2~3년씩 끌든지 심한 운동장애로 거동을 못하고 장기간 누워있으면 본인의 고통과 불행은 말할 것도 없고 가족들에게 많은 부담과 고통을 주는 불행한 병이다.

뇌졸중(중풍)이 발생하면 곧 병원, 될 수 있는 대로 큰 병원에 응급환자로 입원하고 현대 의학적 치료를 받아 보나 중증이면 별 효과를 못 보고 사망한다. 운이 좋아서 사망하지 않고 1~2개월간 치료를 계속 받다가 치료가 잘 안되면 퇴원하여 다시 한방병원에 입원하든지 자택에서 한약치료와 침구치료를 받아 보는 것이 보통의 치료과정이다.

필자는 중풍치료 전문의는 아니지만 침구술 연구에 다소 이름이 나 있어서 중풍환자가 가끔 찾아오는 일이 있다. 필자의 전공인 팔상체질침법으로 중풍 환자를 치료해준 치험례를 몇 가지 적어보기로 하며 중풍 치료의 원칙에 관하여 기술한다.

체질침법의 마비방으로 몇 분 내에 기적 같은 효과도

1973년 60세의 여성이 좌측반신 완전마비로, 정신 상태는 이상이 없었다. 발병 12일째, 왕진 치료, 그간 이웃에 있는 한의원 치료, 청심환복용, 침치료에도 효과가 없다고 했다.

맥진을 해보니 체질은 태음인 II형. 태음인 II형의 체질침법 마비방으로 치료해준 후 차 대접을 받아 한잔을 마시고 침치료의 효과를 확인해보려고 왼팔을 들어보라고 하니 잘 들고 또 왼쪽다리도 여러 가지 운동을 잘하게 되었다. 필자와 온 가족들이 모두가 놀랐다. 기적 같은 효과가 나타난 것이다.

환자에게 체질 식단표를 주고 체질상 해가 되는 음식은 절대로 먹지 말도록 주의를 주고 2주일간 왕진 치료해 줄 것이니 절대로 안정하도록 당부해 놓았다. 그런데 다음날 환자가 원효로에서 서울의대의 나의 교수실까지 큰딸의 부축을 받으며 치료를 받으러 왔다. 필자는 또 한 번 놀랐다. 이렇게 빨리 기운이 나다니, 이 환자는 매일 열심히 치료를 받으러 잘 다니어서 1개월 치료로 완치되었다.

이 환자는 나에게는 중풍환자 치료의 제1호 환자였고 중풍은 체질침법 치료로 잘 치료가 된다는 것을 알게 되었다.

1974년, 모 은행 지점장 대리의 부친. 65세, 발병 12일, 우측반신 완전마비, 정신 명료, 인근 한의원 치료 10여 일간, 청심환복용, 침치료, 비용이 많이 들고 효과가 없다고 하며 왕진을 청탁.

건강한 노인이고 언어장애가 없었다. 맥진을 해보니 체질은 태음인 I형. 곧 태음인 I형의 체질침법 마비방으로 치료한 후 10분간 다른 부인의 진찰을 해주고 환자방으로 가보니 환자가 일어나 앉아 있는 것이었다. 그리고 아주 좋아하며 오른팔을 휘두르고 일어서려고 해서 중지시키고 곧 누워있도록 했다. 이 환자는 다혈질이고 성질이 급한 편이었다. 3주일간 절대 안정하도록 당부해 두었다. 그런데 다음날 왕진을 가보니 재발되어 우측 반신 완전마비가 다시 되어 있었다. 가족들의 말에 의하면 어제 밤에 화장실도 가고 운동을 했다고 하는데 무리를 하여 재발한 것이다.

2주일간 왕진 치료하여 지팡이를 짚고 다닐 수 있게 된 후 치료를 중지하였다. 그러나 이 환자는 3년 후에 재발하여 사망하였다는 소식을 들었다. 이 환자는 필자의 지시를 잘 안 지키고 식이요법도 잘 안 해서 재발한 것이다. 식이요법을 잘하면 재발하는 일이 없다.

1975년 58세의 환자는 우측반신불수로 대학병원에서 3개월간 입원 치료하였으나 불완치. 사람의 손을 잡고 걸을 수 있어 필자의 교수실로 와서 일주일간 치료를 받아 보고 효과가 많이 나 퇴원하여 자택에 가서 치료 계속. 체질은 소양인 II형, 체질적으로 좌측마비가 와야 하는데 원칙에 맞지 않은 상태로 소양인 II형 체질침법 마비방으로 치료하여 체질상 해가 되는 식품섭취를 철저하게 금지하니 1개월간 치료로 거의 완치되고 달리기도 할 수도 있게 되었다고 기뻐했다.

부인이 식사 뒷바라지를 열심히 해주는 것을 보고 감격하였다. 온 가족이 환자의 식사에 신경을 써주어야 치료에 성공할 수 있다.

발병 초기에는 2~3회의 관장만으로도 완치될 수가 있다

1977년, 55세의 초등학교 여교사가 우측 반신마비, 발병 후 5일, 종합병원에 입원 중 왕진을 가서 진맥해보니 태음인 Ⅰ형. 태음인 Ⅰ형 체질침법 마비방으로 치료, 태음인에는 포도당 주사가 해가 된다고 되어 있어 차후 포도당주사를 맞지 말도록 하니 환자 말이 포도당 주사를 맞을 때 100cc 정도 들어가면 두통이 극심하게 나타나서 중지해야 했다고 한다. 포도당 주사를 거부하니 의사가 화가 나서 당장 퇴원하라고 한다고 걱정을 하기에 퇴원하고 집에 가서 왕진 치료를 하도록 하고 1개월간 치료로 거의 완치되고 2개월간 휴양 후 복직하였다.

이 환자는 식이요법을 열심히 하여 이상없이 지냈는데 2년 후에 다시 찾아 와서 이상한 현상이 나타났다고 했다. 수업을 할 때 자기가 '소'라고 썼다고 생각하는데 학생들이 '와아'하고 웃으며 잘못 썼다고 지적해서 보면 '개'라고 잘못 써 있다는 것이다. 선생 노릇도 못하게 될 것 같다며 걱정했다. 필자는 식이요법을 더 철저히 하여 적당한 운동도 하고 규칙적인 생활을 하면 좋아진다고 격려해준 일이 있다.

사실 뇌졸중의 후유증으로 사고思考의 연결이 중단되거나 비약하는 현상이 나타날 때가 있다.

1980년, 65세의 여성이 좌측 반신마비, 혼수상태이고, 몸을 흔들면 눈을 뜨나 말도 못하는 상태였다. 대소변도 못보고 소변이 차서 아랫배가 팽만하면 아랫배를 눌러 배뇨시킨다고 했다. 몸은 대단히 비만하였다. 발병 2일째.

맥진을 해보니 소양인 II형. 우선 관장을 시작했다. 그런데 항문이 열려 있고 직장에 대변이 꽉 차있어 관장물이 잘 안 들어가 여러 번 시도해서 관장물이 들어가게 되었으나 항문이 열려 있어 물이 새 나와서 휴지로 항문을 꼭 막으며 관장을 했다. 15분 후 힘센 아들보고 안아 올리도록 하고 대야를 대고 아랫배를 누르며 여러 차례 비비니 소변도 많이 나오고 대변도 많이 시원하게 나오게 되었다. 방바닥을 청소하고 잘 쉬게 한 후 소양인 II형 마비방 침법으로 치료해주었다. 가족들에게 2일간 생수만 먹이게 하고 음식물은 일체 먹이지 않도록 주의를 주었다. 이러한 단식도 절대로 필요하다.

다음날 왕진을 가보니 일어나서 앉고 대단히 좋아져 있었다. 그 후 왕진을 요청하지 않는 것으로 보아 완치되었다고 본다.

중풍의 치료법으로 제일 중요한 것이 고위관장이다. 관장을 해서 대장속의 대변을 충분히 빼내면 발병초기에는 2~3회의 관장만으로도 완치, 회복될 수 있다.

이 환자는 필자가 관장법을 시도한 최초의 환자이고 결과가 대단히 우수한 예이다. 그러나 관장하기가 너무나 힘이 들어서 관장해 주는 일이 싫증이 났다. 병원의 의사나 한의사들은 관장을 해주는 일은 거의 없다고 본다.

중풍치료에는 식이요법, 관장, 전신정체요법이 절대로 효과가 있다. 1개월 이상 경과된 중풍은 체질침법만으로는 완치가 안 된다. 중풍발병 후 1개월 이상 경과한 환자에게는 매일 아침에 1000cc 관장, 철저한 체질 식이요법, 전신정체요법(지압과 마사지를 머리끝부터 발끝까지 1시간 동안 하는 법)이 필요하다.

가족들이 이 세 가지 요법을 열심히 해주면 회복이 빠르고 치료가 잘된다. 병원에 입원 치료를 하지 않고 자택에서 다음의 중풍치료법을 열심히 하면 대단히 빨리 완치될 수 있다.

중풍치료에는 식이요법, 관장, 전신정체요법이 필요

종합적 중풍(뇌졸중) 치료법은 다음과 같다.

1. 발병초기에는 4시간 정도 절대안정, 환자를 이동해야 할 때에는 몸을 수평으로 하고 조용히 조심해서 이동할 것. (편집자 주 : 병원에 갈 수 있는 상황이면 즉시 큰 병원 응급실로 가야한다. 뇌졸중의 원인에 따라 치료법이 달라지며 일찍 현대의학적인 처치를 받으면 그만큼 치료가능성이 높아진다.)

2. 관장, 관장기로 1000cc 정도 관장 할 것. 물 온도 27~35도, 마그

밀 20cc 첨가할 것. 관장은 천천히 하며 복부 마사지를 잘 해주고 15분 후에 배변하도록 한다. 숙변이 차 있으면 뇌의 혈관이 팽창되며 뇌출혈을 일으키게 되는 것이니 될 수 있는 대로 속히 관장을 해 줄 것.

3. 팔상체질침법으로 치료, 필자의 20년간의 경험으로 보아 팔상체질침법이 제일 우수한 침법이라고 본다. 그런데 현재 체질침법이 보급되어 있지 않은 것이 문제이다.

4. 최소 2일간은 생수生水만 먹으며 단식할 것. 관장도 매일 해야 한다. 이때 배지압과 사지四肢지압을 해주면 더 좋다. 그 다음 현미 미음, 신선한 야채즙을 조금씩 먹도록 한다. 과일은 절대 금물이다. 이렇게 하면 인사불성이 된 중환자라도 정신이 나며 마비가 풀리기 시작할 것이다. 혈압도 잘 떨어지고 혈압이 안정된다.

5. 혈압이 안정되면 전신정체요법을 한다. 사지지압과 배지압을 충분히 할 것. 배지압은 숙변제거에 절대로 좋다. 배지압을 한 후 관장을 할 것.

6. 혈압약이나 기타 약물을 먹이지 말 것.

7. 기동을 할 수 있게 되면 가족들이 부축하여 걷기운동을 열심히 할 것.

8. 식이요법을 열심히 할 것. 체질식이요법이 제일 중요하다. 즉 체질상 해가 되는 음식물의 섭취를 금지하는 것이다. 일반적 식

이요법은 조식 폐지, 생수 1일에 2000cc 정도 마시기, 생야채즙, 현미잡곡밥 100번 씹어 먹기, 반찬은 야채, 해조류(소양인에는 금식), 된장국 등. 과식, 간식을 하지 말고 소식을 할 것.

9. 흰 소금을 사용하지 말고 천일염을 볶아서 사용할 것. 당분간 보약 금지.

중풍 초기 환자는 이상과 같은 치료법을 열심히 하면 1개월 이내에 완치되나 완치 후에도 자연식과 체질식이요법을 일생 계속하여 재발을 예방한다.

발병 후 1개월 이상 된 중풍은 꾸준한 노력이 필요

다음은 병원에 입원하며 1개월 이상 치료했는데 완치되지 않고 후유증이 있는 환자 치료법이다. 여러 가지 치료법을 써 보아도 속히 치료는 안 되니 조급히 서둘지 말고 다음의 치료법을 열심히 하도록 할 것.

1. 팔상체질 감별을 받고 체질식이요법을 할 것. 필자는 모든 병의 원인이 체질상 해가 되는 음식을 먹는 것이라고 믿고 있다. 모든 병을 치료할 때 체질상 해가 되는 음식 섭취를 금지하면 병이 호전되고 자연치유되는 예를 무수히 본 경험상 이 체질식이요법이 제일 중요하다고 본다. 근래의 자연요법가들의 연구에 의하면 동물성 식품(모든 고기, 생선, 우유, 계란)은 인체에 좋

은 식품이 아니고 특히 곡채식위주의 식생활을 해온 동양인 체질에는 해가 된다고 되어 있으니 동물성 식품 섭취를 극도로 제한 할 것. 동맥경화와 고혈압의 원인이 동물성 식품 섭취 과다에서 온다는 사실은 누구나 잘 알고 있는 사실이다.

2. 전신정체요법을 매일 1~1.5시간 동안 실시. 대단한 효과가 있는 치료법이다. 건강한 가족이 열심히 해주어야 하는 난점이 있다. 경제적 여유가 있는 사람은 전문지압사에 부탁하여 치료를 받도록 하면 될 것이다.

3. 적당한 운동을 자기의 체력에 맞게 할 것. 땀이 흠뻑 날 정도로 해야 한다. 약하게 조금씩 하는 운동은 효과가 없으니 달리다가 쓰러질 각오로 해야 한다.

4. 항상 정장整腸에 주의, 숙변 배제에 노력. 장속이 깨끗해야 건강하고 장수할 수 있다는 것은 동서고금의 건강 비결이다.

5. 정신수양, 조급한 마음, 욕심, 불평 불만, 시기심, 질투심을 버리고 느긋한 마음, 가족과 이웃을 사랑하는 마음, 타인과 협조하는 마음, 이해하는 마음, 열심히 노력하는 의지가 필요하다.

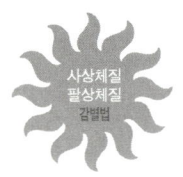

고혈압, 중풍도 팔상의학으로 치료

"팔상의학의 질병 치료법은 간단하다. 아주 간단해서 환자들이 믿지 않고 지시에 따르지 않아 실패하는 일도 있지만 지시를 잘 따르는 사람은 고질병도 잘 치유되고 건강하게 되는 일이 많다."

필자는 20년간 팔상의학八象醫學을 연구하고 있으며 그간 각종 질병을 치료해 보고 고질병, 난치병, 심지어 각종 암환자까지 치료해 보면서 치료법과 건강법을 지도해준 경험으로 현대의학의 정수라고 할 수 있는 해부학을 전공했음에도 팔상의학이 세상에서 제일 우수한 의학이라고 믿게 되었다. 여생을 이 팔상의학 연구와 보급에 노력하려고 생각하고 있다.

지금까지 필자가 쓴 글을 읽어보고 독자 제위께서는 팔상의학의 개론과 건강법을 이해했을 것이다. 이번에는 고혈압, 저혈압, 뇌졸중(중풍), 심장병에 관해서 보충 설명하겠다.

순환기 질환을 예방하면 장수의 길도 열린다.

사람의 질병은 40세가 넘으면 순환기계 이상(질환)이 제일 많다고 본다. 40세 이상의 사람은 거의 전부가 혈압에 이상을 가지고 있을 것이다. 고혈압이나 저혈압, 부정맥, 일을 하든지 운동을 하면 가슴이 답답해지며 숨이 차지고, 심하면 가슴(심장이 있는 부분)이 아플 때가 있다. 또 머리가 무겁고 귀가 울리든지 목뒤가 뻣뻣하든지 현기증이 나든지 숙면이 안 되어, 즉 잠이 안와서 고생하든지 앉았다가 일어설 때 순간적으로 어지럽든지 팔다리가 저리든지 또 팔다리에 힘이 빠지든지 여러 가지 증세 중 몇 가지를 가진 사람이 많다.

병원에 가서 진찰을 받아보면 최고 혈압이 160mmHg 이상이 되면 고혈압이라고 혈압강하제(혈압약)를 주며 복용하도록 지시하고, 최고혈압이 150mmHg 이하일 때에는 기름진 음식을 많이 먹지 말고 적당한 운동을 하고 휴식을 충분히 하라는 주의를 준다. 저혈압(최고혈압이 110mmHg이하)일 때에는 비타민제를 먹으라고 지시하는 것이 보통이다.

고혈압이나 저혈압이나 심장병의 원인은 동맥경화가 된 것이다.

그런데 동맥경화의 치료법(약)에 확실한 것이 없어서 모든 사람들은 나이가 들면 빠르든 더디든 동맥경화가 되게 마련이다. 근래에는 초등학교 학생에게도 동맥경화가 생기고 고혈압이 되는 일이 있다고 한다. 또 30대의 젊은 사람이 뇌졸중, 심장병 등으로 급사하는 일도 생기고 있다.

우리나라 사람의 사인(사망의 원인병) 중 순환기 질환(고혈압, 중풍, 심장병)이 30%가 된다고 하니 순환기계 질환, 즉 동맥경화증을 예방할 수 있다면 장수하게 될 것이다.

필자는 1970년 팔상의학을 연구하기 시작한 후 여러 가지 고질병, 난치병 환자를 많이 치료해 주게 되었다. 병원 약이나 한약으로 치료가 잘 안되는 고질병, 난치병 환자들이 최후의 기대를 걸고 찾아오는 것이다.

고혈압, 저혈압, 심장병, 중풍 환자도 상당히 많이 치료해 주었다.

팔상의학의 질병 치료법은 간단하다. 아주 간단해서 환자들이 믿지 않고 지도에 따르지 않아 실패하는 일도 있지만 지시를 잘 지키는 사람은 고질병도 잘 치유되고 건강하게 되는 일이 많다.

고혈압인 일본사람도 팔상의학으로 치료하여 완치되었다

실례를 들어가며 설명하기로 한다.

1970년 여름, 한 친구가 안색이 좋지 않고 원기가 없어 보여 건강이 나쁘냐고 물어보니 혈압이 높아서 약을 먹고 있는데 기운이 없고 기분이 나쁘다는 것이었다. 이 친구의 맥진을 해보니 태음인 II형이고 고혈압이 잘되는 체질이었다. 속히 치료하려면 체질침법으로 치료하며 식이요법을 병용해야 하지만 그렇게 해도 2~3개월의 장기간이 걸리게 되니 식이요법만 열심히 해보라고 하고 태음인 II에 해가 되는 음식 '식품표'를 주면서 이 해가 되는 식품을 일생동안 먹지 말도록 지시했다. 이 친구는 내 지시를 충실히 지켜 그 후 고혈압이 좋아지고 현재까지 건강하게 살고 있다.

1973년의 일이다. 또 한 동료의 어머니(80세 이상)가 중풍이라며 왕진을 요청하여 가보니 좌반신불수가 되어 거동이 어려운 상태였다. 그동안 병원에 입원하여 치료도 해보고 한약, 한의사의 침치료도 받아보며 이미 3개월이 지났는데 치료가 안 된다는 것이었다. 맥진을 해보니 소양인 II형이어서 체질침법의 마비방을 써서 치료를 해주고 해가 되는 '식품표'를 주면서 이대로 철저하게 지키도록 지시해주었다. 10일간 왕진을 가서 치료해 보았으나 큰 효과가 나타나지 않았다. 식이요법과 지압을 해보라고 권해주고 왕진을 중지하였다. 중풍발병 후 1개월 이상이 되면 여러 가지 치료법으로 치료를 해보아도 잘 치료가 안 되고 회복이 더디다.

이때 이 동창 친구도 고혈압이라고 걱정을 하여 체질 감별을 해보니 소양인 II형이어서 체질식단표를 주고 해가 되는 음식을 먹지 않으면 차차 호전되고 치유된다고 설명해 주었다.

그런데 2년 후에 모친이 사망하고, 이 친구는 1980년에 사망하였다. 이 친구는 체질식이요법을 불신하고 지키지 않았던 모양이다. 팔상의학의 체질식이요법은 대단히 효과가 있는 것인데 대부분의 사람들이 믿지를 않는다.

1973년 9월경의 일이다. 청와대 비서 한 사람이 전화로 일본인 환자의 침치료를 부탁하는 것이었다. 환자는 한일 경제인 간담회에 참석한 사람 중의 한 사람이고 나이는 61세, 10년 전부터 고혈압이고 5년 전에 중풍에 걸려 양방 치료, 침술 치료로 중풍은 치유되어 활동은 할 수 있게 되었는데 고혈압은 치료가 안 되고 혈압이 180~120이라고 하며 현재 목이 뻣뻣해지고 뒷골이 아프다며 나쁜 증세가 나타나서 침치료를 원한다는 것이었다.

J호텔로 왕진을 가서 맥진을 해보니 소음인 Ⅱ형이어서 체질침법으로 치료를 해주니 즉석에서 기분이 좋아진다고 하며 좋아하였다. 3일간 왕진 치료를 해주고 체질상 해가 되는 식품명을 적어주며 일생 먹지 말도록 지시해주었다. 이 체질론(팔상의학)은 한국에만 있는 의술이고 일본에는 없으니 믿기 어려울지 모르나 속는 셈 치고 6개월 이상 지키라고 권고해 주었다.

5년 후 1978년에 그 환자가 다시 우리나라에 오고(이때에도 한일 경제인 간담회 참석), 청와대 비서가 또 필자한테 연락하여 그 환자가 꼭 만나보고 싶다고 하니 J호텔로 방문해 보라는 것이었다. 저녁 때 가서 만나게 되었는데 환자는 대단히 기뻐하며 고혈압이 완치되었다는 것이었다. 체질식이요법을 열심히 하니 차차 좋아지더니 1년이 되니 혈압이 120~70이 되고 혈중콜레스테롤도 180으로 되어 완치되더라는 것이었다. 자기의 전속 담당의사가 4명이 있는데 이 의사들 말이 현대의학으로는 고혈압의 완치법은 없는데 체질식이요법으로 완치가 되니 기적같은 일이라고 하더라는 것이었다. 일본사람들이 의사의 지시를 잘 지키는 습관도 있지만 필자도 감탄하였다.

고혈압 치료법은 다음과 같다.

1. 팔상체질감별을 받고 체질상 해가 되는 음식물을 절대로 먹지 말 것. 이것이 제일 중요한 일이다.
2. 여유가 있으면 체질침 치료를 1개월 정도 받을 것.
3. 정제가공식품, 고기, 우유, 계란 등과 설탕, 흰 소금이 많이 든 식품을 먹지 말 것.
4. 현미잡곡밥, 야채, 해조류(소양인은 금식) 반찬위주의 식생활을 할 것. 과음, 과식 금물. 소금은 꼭 천일염을 볶아 빻아서 두고 모든 반찬을 만들 때 사용할 것.
5. 적당한 운동을 할 것.
6. 신경을 많이 쓰지 말고 신경을 진정시키는 정신수양을 할 것. 욕심을 버릴 것.
7. 휴식을 적당히 취할 것.

구연산, 현미효소, 맥주효모, 콜론크린스 등의 건강식품

필자는 근래에는 체질에 맞고 좋은 건강식품을 먹도록 권하고 있다. 구연산은 신진대사를 촉진하고 노폐물 젖산, 피로독소 등을 분해해서 배설을 촉진하기 때문에 도움된다. 특히 음주 후에 먹으면 속이 편하고 다음날 숙취가 없어서 좋다. 필자는 84년부터 지금까지 복용하고 있다.

소화불량증, 관절통, 알레르기성 질병에도 특효가 있다.

사람은 현미밥을 꼭 먹어야 여러 가지 미량 필수영양소가 많이 들어와서 좋은데 백미밥을 먹는 식생활을 하니 필수영양소가 부족하게 되어 있다. 따라서 몸이 약하고 저항력이 약해서 여러 가지 병이 잘 걸리게 되는 것이다.

백미밥을 먹는 사람은 반드시 현미 효소를 먹어서 미량 필수영양소를 보충해야 한다.

맥주 효모는 오래전부터 미국에서 소화제로, 건강식품으로 많이 쓰이고 있는 것이고, 이것도 미량필수영양소가 많이 들어 있어 좋은 건강식품이다. 특히 당뇨병 환자에 좋다고 한다. 그런데 소음인에게는 나쁘니 소음인은 주의해야 한다.

우골분은 농약을 주지 않은 목초로 기른 송아지의 뼈를 1400도의 고온 가마 속에서 끓여서 유기물질을 완전히 연소시키고 무기질만을 빼낸 것으로 칼슘, 마그네슘, 기타 사람에 필요한 무기질이 골고루 들어 있는 제품이다. 현재 가공식품 위주의 식생활을 하고 있는 문명국사람들에게는 우골분이 칼슘과 기타 무기질 보충으로 필요한 건강식품이다. 특히 요통, 관절통이 있는 사람에게 절대로 필요한 건강식품이다. 칼슘이 부족하면 어린 애들의 발육도 나쁘거니와 관절이 약해지고 관절염이 잘 생긴다.

설탕이나 설탕이 많이 든 과자, 사탕, 아이스크림, 빵 등을 많이 먹으면 칼슘이 녹아서 칼슘 부족이 되기 때문에, 문명국사람들은 거의가 칼슘부족에 걸리고 있다고 한다.

콜론크린스(coloncleanse)는 순전히 식물성 섬유질로만 만든 것이고 물과 같이 먹으면 4~5배로 팽창하여 위장 내를 채우게 되고, 위장 벽을 자극하여 위장의 운동이 활발하게 하고, 대변이 시원하게 나오게 된다. 장내를 청소하여 숙변을 빼내는 작용을 하며 변비를 치료하고 설사병 환자는 설사를 낫게 하는 작용도 있으니 위장병이 있는 환자는 꼭 먹어야 할 건강 보조식품이다.

예로부터 장속이 깨끗해야 장수한다고 하였는데 사실 장내 청소를 하고 유해 독소가 많은 숙변을 빼주게 되니 장수약이라고 할 수도 있다.

자연 건강법에 의하면 숙변은 만병의 원인이라고 하고, 또 현대인, 정제가공식품을 많이 먹는 문명인에게는 숙변이 장내에 많이 쌓인다. 실제로 만성 소화불량증 환자, 요통을 비롯하여 만성관절통이 있는 사람, 불면증을 비롯하여 정신신경계통에 지장이 있는 사람, 혈압이 높은 사람들은 구연산과 콜론크린스만이라도 최소한 1주일정도 먹어보면 효과가 나기 시작하고 2~3개월간 먹으면 그 효과에 놀라게 될 것이다. 이 때 확실하게 하려면 체질상 해가 되는 음식을 먹지 않아야 결정적 효과를 볼 수 있다는 것을 부언해 둔다.

식생활을 이끄는 가족건강은 주부들의 책임이다

필자는 1970년의 전반에는 체질침법치료와 체질식이요법만으로 거의 모든 만성 고질병치료가 잘 되었는데 70년 후반부터는 치료 효과가 잘 안 나타나 고민하고 있었다.

1977년에 나온 '미국상원 영양문제 특별위원회 보고서'를 1981년 읽어보고 그 이유를 깨닫게 되었다. 즉 그 이유는 정제가공식품(슈퍼마켓에 쌓여있는 가공식품, 인스턴트식품)을 많이 먹어 건강이 약해지고 회복력이 약화되고 있어 치료의 효과가 잘 안 나타나게 되어 있다는 것이다.

또 자연식, 즉 현미잡곡밥을 해먹어도 병이 속히 좋아지지 않는 이유도 알게 되었다. 현재 우리나라의 농사법을 살펴보면 벌써 일제강점기부터 화학비료를 많이 써왔고 해방 후에는 농약을 많이 쓰고 있어 필수영양소가 부족하고 유해물질이 많이 들어 있고 항생제, 발육촉진 호르몬제, 농약이 포화상태로 된 사료를 쓰고 있으니 소고기, 돼지고기, 닭고기, 계란, 우유 등이 양질의 영양물이 못되고 도리어 유해독소가 되어 있는 것이다.

경제사정이 향상되니 마음껏 포식하고 과식하고 과음하고 있으니 건강이 나빠질 수밖에 없게 되어 가고 있다. 근본적 대책은 유기농법으로 재배한 현미, 야채(청정야채), 과일을 먹어야 하겠는데 간단하고 쉽게 되지 못하니 우선 앞서 추천한 건강식품을 먹어서 부족한 필수 영양소를 보충해 보도록 하는 것이 좋다.

우리나라의 영양학자들이나 의사들이 고단백질, 고칼로리 식사를 하라, 즉 고기를 많이 먹으라고 입버릇처럼 주장하고 있어 모든 사람들이 고기를 많이 먹어야 힘이 나고 건강해지고 스태미나가 좋아진다고 믿고 집에서나 음식점에서 고기 반찬만 먹는 습관이 되어 버렸으니 걱정이다. 육식 선호 습관을 하루속히 고쳐야 하겠다.

동맥경화, 고혈압의 원인이 무엇이냐고 물어보면 거의 모든 사람들이 고기 많이 먹는 것, 짜게 먹는 것이라고 대답을 잘 하는데, 실제로 집에서 고기 반찬이 없으면 화를 내고 요리 집에 가서 고기 반찬, 고기 안주만 먹으려 하니 고혈압 환자가 줄어들 리가 없는 것이다.

주부들이여, 고기를 많이 안 쓰고 맛있게 건강에 좋은 요리를 만드는 법을 연구하자. 고기 량은 총부식의 1/3 정도로 하는 것이 좋다. 인간의 건강에는 식생활이 제일 중요한데, 식생활을 올바르게 지도하는 것은 주부들의 책임이다. 꼭 집에서 자연 재료, 즉 여러 가지 야채, 해조류(미역, 김, 다시마, 파래 등), 과일 등으로 각양각색의 보기 좋고 맛있고 영양분이 골고루 배합되어 있는 요리를 만들어 가족들에게 먹일 수 있게 해주어야 한다.

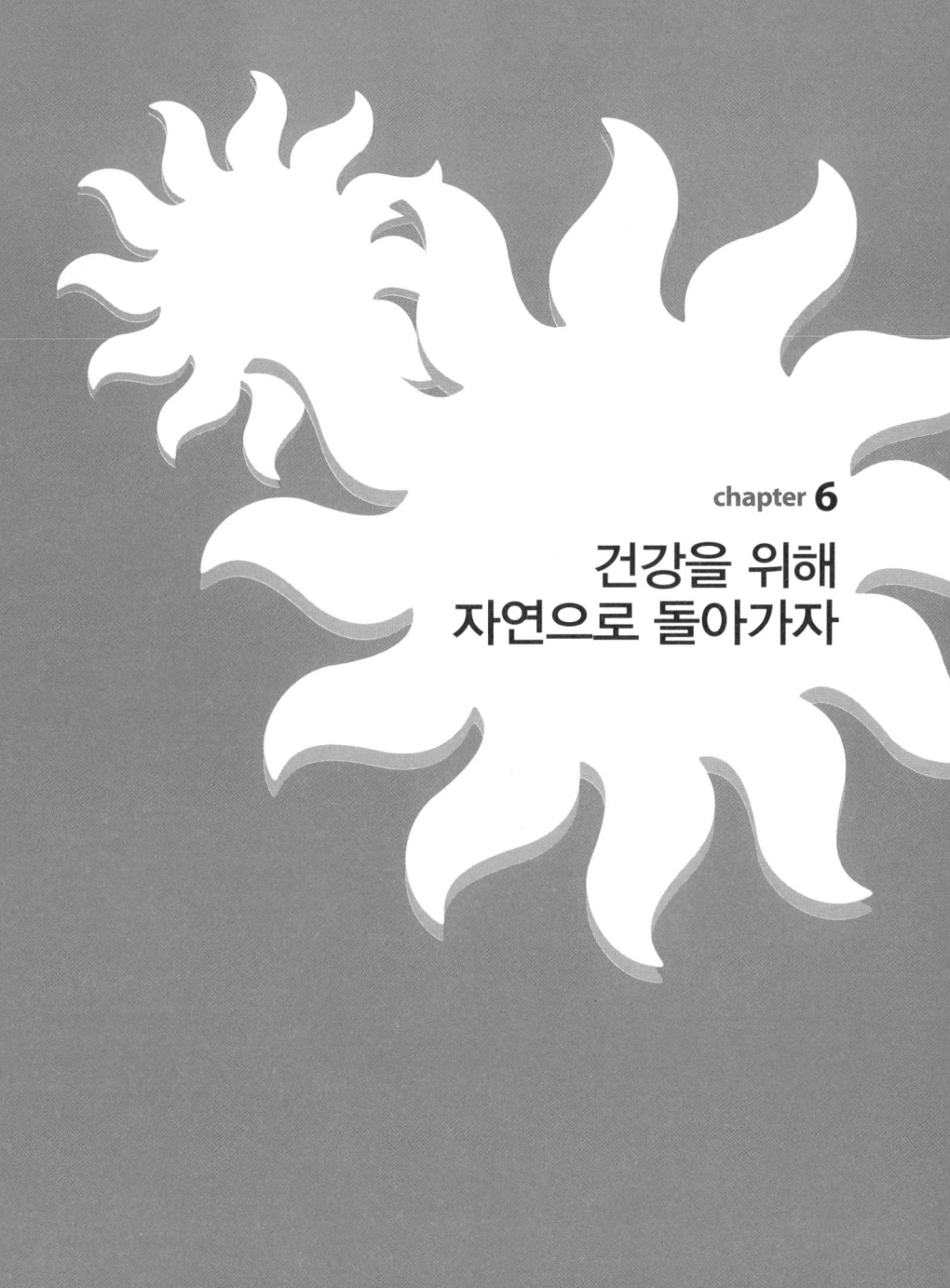

chapter **6**

건강을 위해
자연으로 돌아가자

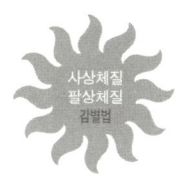

미개한 곳에 장수촌이 많다

장수는 오래전부터 모든 사람들이 희구하는 바였다. 지구상 널리 알려진 장수촌으로는 파키스탄 북쪽의 훈자왕국을 포함하여 4곳 정도가 있는데, 완전히 미개한 상태의 생활양식이 장수의 요건이라 여겨진다. 즉 가공처리 된 문명국의 음식은 오히려 건강과 장수에 악영향을 끼친다. 또한 많은 전문가들이 육식보다는 곡식을 권하고 있는데…….

건강과 장수는 모든 사람들이 희구하는 일이다. 사람들은 나이가 들어가면 건강하게 오래오래 장수하기를 원하고 있다.
그럼 사람의 수명은 도대체 몇 살이 천수天壽가 되는 것인가.
장수학자들이나 생물학자들의 연구와 조사에 의하면 건강한 부모에서 태어나고 이상적인 생활조건 하에 생활할 수 있다면 인간의 수명은 120~150세가 된다고 한다. 그러나 현대 문명국에 있어서는 100세 이상 사는 사람은 극히 드물고 세계 4대 장수촌에서만 100세 이상 사는 사람이 상당수 있다.

역사상의 인물로는 1일 2식, 통밀 빵(검은 빵)과 벌꿀, 야채만 먹는 식생활을 하며 99세까지 장수한 피타고라스가 유명하고, 소크라테스, 플라톤, 기타 많은 현인들도 곡채식만의 식생활을 하며 장수하였다.

연구와 발명으로 85세의 생애를 소식과 채식을 한 발명왕 에디슨은 81세의 생일날 수백 명의 신문기자 앞에서 자기의 건강법에 관하여 다음과 같이 말했다.

"식사는 매일 빵과 야채와 과일만 먹었고 아침 식사는 안하고 점심, 저녁 2식만 하고 2식의 전체 분량이 보통 사람의 1식 분량 정도였다. 긴 세월 발명을 위하여 불면 불휴不眠不休의 연구를 계속하였는데, 잠을 조금 자면서도 머리가 맑게 연구할 수 있었던 것은 소식의 덕택이고, 지칠 줄 모르는 활동 에너지는 채식의 덕택이다."

이 발명왕 에디슨의 식생활 이야기는 현재 우리들의 영양 상식으로는 믿어지지 않는 일이다.

산해 진미의 요리를 먹고 1주일 후에 사망한 토마스 파아

역사에 명확하게 기재 되어 있는 수명의 장수자를 소개하기로 하겠다.

하나는 영국인 토마스 파아인데, 스카치 위스키의 올드 파아의 라벨로 유명하다. 이 사람은 1483년에 출생, 1635년에 사망, 153세를 살았다. 일생 농사일을 했는데 130세 때에도 보리 타작을 잘 했다고 한다. 이 파아의 장수 이야기를 영국의 황제가 듣고 곧 왕실로 초대하여 산해진미의 요리로 대접을 하였는데, 1주일 후에 죽었다. 사인을 규명하기 위하여 부검을 했는데 사인은 다혈증多血症이라고 진단되었다. 해부결과 모든 내장과 뇌수, 심장, 췌장 등에는 전혀 이상이 없었다. 왕실에 초청을 받지 않고 산해진미의 요리를 먹지 않았더라면 계속 더 오래 살 수 있었을 것이라고 본다.

또 덴마크의 뱃사람 크리스챤 야코브손 드라켄벨그는 1628년 11월 8일에 출생, 1772년 10월 19일에 사망한 기록이 있으니 144세를 산 것이다. 동양에서는 중국 사천성에 사는 이청운이라는 노인이 1662년에 출생하여 260세 이상을 살았다고 하나 이것은 중국류의 과장일 것으로 의심된다.

일본의 장수자에는 144세, 121세의 기록이 있고, 특별한 장수 가족으로 할아버지 199세, 할머니 173세, 아들 153세, 손자 105세의 가족이 있어 표창을 받았다는 기록이 있다고 한다.

현재도 100세 이상의 장수자들이 특별히 많이 살고 있는 장수촌이 지구상에 4곳이 있다. 소련의 코카사스지방, 파키스탄 북쪽의 훈자왕국, 남미 에쿠아톨의 비루카밤바, 중국 신강성 산속 실크로드에 따라서 있는 위글 지방이다.

이들 장수 지방의 장수율, 즉 인구 10만 명 중 100세 이상자의 수를 보면, 소련의 코카사스지방(3개의 자치공화국이 있다)에서는 24.1~48.3, 훈자왕국 27.77, 비루카밤바 230, 위글 지방 4~5명이다.

일본 전국치는 1.26명이고 지방에 따라서 차이가 있다. 우리나라는 0.3명 정도가 된다고 본다.

그런데 4대 장수촌에서 근래 (1930년 이후) 이상한 현상이 일어나고 있다. 급격히 장수자의 수가 감소해간다는 것이다. 전에는 이 장수지방이 깊은 산속에 있어 도로가 발달이 안 되고 버스나 트럭들이 들어오지 못해서 문명국의 가공식품, 가공음료수, 흰 설탕 등이 없었다. 그러나 도로가 개통되고 자동차가 오가며 문명국의 가공식품, 가공음료수 등이 들어오기 시작한 후 주민들의 건강상태가 급속히 악화되면서 장수를 하지 못하게 되었다. 문명국의 문명이 건강을 해치는 식사라는 증명이 되는 것이다.

문명이 개화하여 오히려 장수하는 사람이 줄었다.

이 4대 장수촌의 환경조건과 생활양식이 인간의 건강에 적합한 조건이다.

높은 산속에 800~1500m의 고원 분지로 되어 있고, 밝은 태양, 깨끗한 공기, 깨끗한 물이 풍부하고, 농토를 손수 개간해서 여러 가지 곡식, 즉 밀, 보리, 옥수수, 조, 감자 등과 여러 가지 채소와 과일을 재배하여 모든 식량을 자급자족하고 있다. 산양과 소를 길러 양젖, 소 젖을 짜서 발효시켜 발효유로 해서 먹는다. 특수한 토속주도 빚어 먹고 지방에 따라서는 독한 소주류와 포도주도 만들어 즐겨 먹는다.

일상생활은 아침에 해가 뜨면 일찍 일어나서 밭에 가서 종일 일을 하고, 저녁에 집에 돌아와서 손자, 증손자까지 있는 대가족이 함께 즐겁게 식사를 하고, 밤에는 일찍 잔다. 아이들이나 젊은 사람들은 노인을 존경하고 마을일의 모든 일을 노인들과 상의해서 한다. 모든 사람들이 동네 사람들과 어울려 서로 도와주며 친하게 사니 평화롭기 그만이고 근심걱정이 없이 살고 있는 것이다.

문명국 사람들이 보면 완전 미개의 생활양식이니 부러울 것 조금도 없다고 하루속히 문명 개화된 지방과 교통하여 개화해야 한다고 충고해 주고 싶을 것이다. 그런데 이미 충고가 필요 없게 되었다. 50~60년 전에 넓은 도로가 개통되고(문명국사람들이 시공), 버스, 자동차, 트럭 등이 많이 오가게 되고 문명국의 모든 생활용품과 식료품이 들어가고 있고 그 지방의 아이들, 어른들은 마음껏 사서 먹을 수 있게 되었다.

그런데 비극이 일어나고 있다. 아이들, 어른들, 노인들 할 것 없이 몸이 약해지고 병이 생겨 일찍 죽는 사람이 많이 생기고, 할아버지가 자식, 손자들의 장례식을 치뤄주어야 하는 일이 많이 생기게 되었다. 이런 일은 인간사에 있어서 최악의 불행이고 비극이 되는 것이다.

문명국의 식품, 즉 정제가공식품, 가공음료수, 흰 설탕과 설탕제품, 고기, 우유, 계란, 유가공식품 등을 최고의 우량영양식품으로 믿고 우리 모두가 즐겨 먹고 있는데 사실은 이 문명국의 식품들은 건강을 해치고 고질병(성인병)의 원인이 되고 급기야는 살인 식품이 되는 셈이다.

우리는 하루 속히 정신 차리고 자각해야 하겠다. 이미 금세기 초반부터 선각자들은 흰 설탕이 나쁘다, 육식이 나쁘다, 정제가공식품이 나쁘다, 채소를 많이 먹어라, 섬유질이 많은 해조류를 많이 먹어라, 곡식은 정제하지 말고 원곡으로 조리해서 먹어야 한다고 주장해 왔었다. 그러나 근대 영양학자나 위정가, 식품산업가들은 들은 척도 안하고 지금까지 자기네 권위와 위신과 돈벌이의 목적만 지키려고 하고 있다. 이런 자들은 인류를 파멸시키게 될 반역자가 될 것이다.

쥐의 실험에서도 육식은 건강에 해로웠다

금세기 초에 인도 영양연구소장인 영국의사 맥가리손 박사는 장수촌 훈자왕국을 조사 연구한 후 귀중한 실험을 하였다. 「먹이의 차이와 쥐의 건강상태」에 관해서 상세히 검토를 했다. 즉 3000마리의 쥐를 1000마리씩 3군으로 나누어 제1군 : 훈자식사(잡곡. 야채), 제2군 : 인도식사(잡곡, 고기, 향신료), 제3군 : 영국식사(고기, 버터, 치즈, 흰 설탕)를 주었다.

2년 7개월(사람의 나이로 하면 60세에 해당) 후에 한 마리씩 해부해서 면밀히 조사해본 결과 다음과 같은 소견을 얻었다.

제1군 훈자식사로 사육한 무리는 한 마리의 예외도 없이 완전무결한 건강상태였다. 이것은 훈자사람들이 건강하고 또한 장수하고 있는 증명이 될 수 있다.

제2군 인도식사로 사육한 무리는 위장병, 빈혈, 간염, 신장염, 탈모 등 여러 가지 병에 걸려 있는 예가 많았다. 현재 우리나라의 식사도 이와 같은 질병을 일으킬 것으로 본다.

제3군 영국식사, 즉 현대 문명국의 식사로 사육한 무리를 제2군의 여러 가지 질병이 더 빈번하게 나타나는 외에 더 중대한 특색으로 뇌·신경계의 이상, 즉 정신이상의 증세도 나타났다. 광폭해지고 서로 싸우고 물어뜯고 잡아먹는 일도 많이 생기고 있었다.

이 맥가리손 박사의 연구는 참으로 귀중하고 가치 있는 연구이다. 음식물은 간단히 영양에 국한되는 것이 아니고 사람의 정신과 육체의 건강을 직접 좌우하는 조건이 되는 것이다.

일반적으로 조식粗食이라고 보는 곡채식이야말로 건강식이고, 스태미나에 좋다는 육식은 실제로는 정신과 육체의 조병식造病食이 되는 것이다.

곡물과 야채를 먹어 40%나 사망률이 줄어 든 덴마크

또 재미있고 중요한 자연발생의 실험이 있다. 그것은 제1차 세계대전 때에 일어난 일이다.

전쟁 중 덴마크는 식량수입이 안 되어 식량부족으로 고생하게 되었다. 당시 식량장관이고 우수한 영양학자이던 힌드헤더 박사는 대용단을 내려 농가의 가축을 전부 죽여 가축의 사료로 쓸 곡물과 야채를 국민들의 식량으로 보급하는 조치를 했다. 그 결과 국민의 사망률이 약 40%나 줄었다는 것이다. 즉 육식을 안했더니 건강이 훨씬 더 좋아졌다는 것이다.

이때 독일에서는 유명한 영양학자 루부나 박사의 진언에 의해서 덴마크와는 정반대의 방법을 취했다. 인간의 식량이 되는 곡물과 야채를 동물에게 먹여 식품을 동물로 바꾼 후에 '동물의 고기를 먹는 것이 승리의 길'이라고 굳게 믿고 있었다. 그 결과는 곡채식 부족과 육식 과다가 되어 환자가 많이 생기게 되었고 독일은 싸우기 전에 벌써 패하게 되었다고 보아야 한다.

제1차 세계대전은 큰 비극이고 막대한 희생을 냈지만 상기의 사실을 발견하게 된 것은 큰 수확이었다. 그것은 '육식은 해롭고 곡채식이야말로 인간의 생리에 확실히 좋은 식품이다'는 사실이 입증된 것이다.

최근에 독일의 막스 프랭크 영양생리학연구소는 다음과 같은 연구발표를 했다. 성인의 단백질 소비를 보충 하려면 1일 고기는 60g, 식물성 단백질은 30g, 발아중의 활성단백질(콩나물, 숙주나물, 보리싹 등)이면 15g 정도면 충분하다고 하였다.

최고양질의 단백질은 발아단백, 양질단백은 식물단백, 불량단백은 육류가 되는 것이다. 불량단백인 육류를 양질단백질이라고 착각하고 육식을 많이 하기 때문에 의사나 의학자들이 일찍 죽고 암전문 학자들의 대부분이 암으로 죽는 결과를 초래하고 있다.

1977년에 미국 상원의 영양문제특별위원회보고서(맥거번 리포트)가 공표되어 전 세계의 의학, 영양학계를 놀라게 하였다. 그것은 암을 비롯한 만성병의 대부분은 식생활의 잘못으로 발병되고, 그러한 만성 고질병들이 올바른 식생활에 의해서 예방도 되고 치료도 될 수 있다는 것이었다.

맥거번 리포트가 나온 후 구미선진국에서는 식생활 개선에 열을 올리고 있다.

1980년대에 들어서면서 미국은 매년 100만 명 이상이 채식주의자가 되고, 지금까지 이미 1,000만 명 이상이 채식주의자가 되었다고 한다.

영국에서는 일찍부터 채식주의자가 많았고 현재는 2,500만 명 이상이 채식주의자가 되었다고 한다. 우리나라의 국민들도 하루 속히 깨달아야 하겠다.

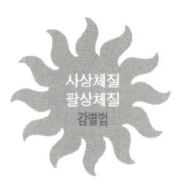

편리한 문명이 질병을 부른다

문명이 발달된 나라에서는 교통이 발달되어 편리하고 건축, 가정용품 모두가 호화스러워 유토피아가 되어 가는 것 같지만, 가장 중요한 건강문제가 악화되어 가는 기로에 있으니 편리한 문명이 도리어 인간의 결정적 비극과 불행을 가져다주고 있다.

앞에서 100세 이상의 장수자가 특별히 많이 살고 있는 세계 4대 장수마을(장수촌)의 식생활과 환경여건에 관해서 언급했다. 이러한 장수촌에서 먹고 있는 자연식품(식생활)이 간단히 말해서 장수식(건강식)이 되는 것이다.

식생활이 장수의 관건이다.

이 장수촌 식사의 특징은 다음과 같이 요약할 수 있다.

1. 자기 지방에서 자라고 생산되는 식품을 먹는다.(신토불이身土不二)

2. 조식粗食을 한다. 문명국의 식품과 같이 정제가공하지 않고 원곡(자연상태의 곡물을 간단히 처리하고 빻는 것)을 조리해서 먹는다.

3. 여러 가지 곡물을 혼식한다. 잡곡을 많이 먹는다.

4. 신선한 야채, 과일을 많이 먹는다. 과일은 건조하여 보관해두고 비수기에도 먹는다.

5. 식수食水의 오염이 없으니 깨끗한 음료수를 항상 먹고 있다.

6. 동물성 식품(쇠고기, 양고기, 토끼고기 등)은 명절, 제사일, 특별행사 때나 조금씩 먹는 일이 있으나, 거의 안 먹고 연중 곡채식 위주의 식생활을 한다.

7. 양젖, 계란은 일상 먹는 사람이 있으나, 우유는 생것으로 먹지 않고 발효시켜 요구르트 같이 만들어 먹는다.

8. 토속주, 포도주 등을 만들어 먹는 지방도 있다. 100세 이상의 장수자들의 대부분은 술을 좋아하고 자주 먹는 일이 있다고 한다. 음주는 장수에 나쁜 영양이 없는 것 같다.

9. 장수자 중에 담배를 피우는 사람이 많고 흡연이 자기인생의 낙이라고 강조하는 장수자도 있다고 한다. 장수촌을 시찰하고 장

수를 연구하는 학자들은 흡연은 장수에 큰 영향을 준다고 볼 수 없다고 한다.

이상은 주로 식생활에 관한 이야기이고, 기타의 생활 양식을 살펴보면 모두가 건강에 좋은 방식을 습관적으로 하고 있다.

1. 아침에 일찍 일어나서 밭에 가서 농작물 재배의 일을 열심히 한다. 이 노동이 운동이 되니 매일 운동을 많이 하는 것이 된다.
2. 저녁에 식사 후 일찍 잔다. 밤새도록 충분히 자고 휴식을 취한다.
3. 아들, 손자, 증손이 한집에서 같이 살고 자손들이 어른들을 공경하고 여러 가지 일을 어른들과 상의하며 전 가족이 화목하게 살고 있다.
4. 동네사람들이 서로 화목하고 협조하며 도와주고 평화롭게 살고 있는 것이다.

이것이야말로 도원경桃源境이고 지상낙원이다.

문명이 병을 불렀다

그런데 50~60년 전부터 슬픈 일이 생기고 있다. 문명국 사람들이 도로를 개설하여 자동차, 버스, 트럭이 들어 다니게 되고, 문명국의 가공식품(설탕, 사탕, 과자, 빵, 아이스크림, 콜라, 사이다, 우유제품, 햄, 소시지, 햄버거, 통조림, 인스턴트식품 등)이 밀어 닥쳐 아이들, 어른들 모두가 문명 식품의 맛에 반하게 되고 항상 사서 먹게 되니 점점 몸이 약해지고 건강이 나빠져서 결국 지금까지 없던 문명병에 걸리게 되었다.

　일찍 죽는 일이 생기고 할아버지가 자식, 손자들의 장례식을 치러야 하는 일이 생기게 되었다. 그리고 100세 이상의 장수자가 급격히 감소해 간다고 한다. 이런 일은 인간생활에 있어 최악의 비극이다.

　이 장수촌의 환경 즉, 수십 년 전까지 바깥 세상과 교류가 없을 때에는 평화롭고 모두가 건강하게 장수하면서 살던 것이 도로가 개통되고 문명국의 가공식품이 들어오면서 건강하던 주민들에게 치명적 타격을 주게 되었으니 이것은 인간의 건강, 장수의 조건 연구에 아주 좋은 자연적 실험이 되는 것이다. 이 실험에서 인간의 건강을 좋게 하는 조건, 즉 장수의 비결이 해명된 것이다.

　이제 독자들은 장수하는 비결의 개요는 이해했으리라고 보고 사람의 건강을 해치는 조건을 생각해 보도록 하겠다.

　위에 쓴 바와 같이 장수촌에 도로가 개통되고 문명국의 가공식품(우리나라의 슈퍼마켓에 쌓여 있는 식품의 대부분)이 들어와서 주민들이 먹기 시작 한 후 건강이 나빠지고 일찍 죽게 되었다니 가공식품이 건강을 나쁘게 하는 원흉이라는 것은 명명백백하게 되었다.

　돌이켜보면, 문명이 발달된 문명국(구미선진국, 일본 등)에서는 교통이 발달되어 편리하고, 건축, 가정용품 모두가 호화스럽고 편리하게 되어 유토피아가 돼가는 것 같은데, 제일 중요한 건강문제가 악화되어 가는 일로에 있으니 편리한 문명이 도리어 인간에게 결정적 비극과 불행을 가져다주고 있는 것이 되었다.

잘 생각해보면 문명이 나쁜 점이 많다는 것을 알 수 있다. 현재 문명국 아니 전 세계, 지구 전체의 환경이 문명 때문에 오염이 되고 파괴되어 가고 있고, 근래 매스컴에 오존층이니 스모그니, 대기오염이니, 수질오염이니, 해상오염이니 크게 보도되고 있다. 심지어 지구촌의 초원이 사막화 돼가고 있다는 말도 있다. 이런 일은 문명시설(공장, 교통기관, 세제, 농약, 화학물질 등)에 의해서 발생하는 것 들이다.

한마디로 문명이 인간의 비극이고 지구의 비극이 되고 있으니 문명국가들은 하루속히 반성하고 연구해서 공해 없는 문명을 발달시켜주어야 하겠다. 산업 시설과 산업 구조를 과감히 개혁해야 한다고 본다. 공해물질 발생을 철저하게 방지하는 시설, 공장 운영을 하도록 경영자의 양심과 노력, 국가의 감독과 지도가 절실히 필요하다.

현대 사람들(문명국의 사람들)은 돈에 너무 미쳐 있다. 돈벌이에 광분하고 사리사욕에 사로잡혀 있다. 공해 방지 시설은 돈 든다고 안하고 공해 물질을 방출하고 있으니 이런 일은 간접 살인이 되는 것이다.

욕심을 버려라
우리 각자가 개인적으로 건강을 위해서 할 일은

1. 우선 양심을 가져라. 양심을 가지고 편안한 마음으로 생활하라.

2. 종교를 믿어라. 여러 가지 종교가 있으니 각자의 마음에 드는 종교를 믿어라. 종교는 전부 사람의 마음을 올바르게 지도하고 계몽한다. 타인의 종교를 비판해서는 안 되고 경시, 멸시해서는 절대로 안 된다. 이런 종교는 그 종교 자신이 파멸할 것이다.

3. 욕심을 버려라. 물질욕, 명예욕, 지위욕 등 모든 욕심을 마음에 품지마라. 그러나 이상은 높고 크게 가져라. 이상을 달성하려고 불굴불요의 노력을 하라. 공부하고 실험하고 연마하고 꾸준히 노력해야 한다. 마음은 편안하게, 암환자는 욕심(식욕, 물욕, 사업욕 등)이 많은 사람이 많다.

4. 규칙적인 생활을 하라. 아침에 일찍 일어나서 운동을 하든지 집안 청소를 하든지, 공부를 하라. 낮에는 일을 열심히 하고 저녁에는 일찍 자고 충분한 휴식을 취하라.

5. 적당한 운동을 할 것. 하루에 20~30분간 쉬운 운동이라도 좋으니 꼭 하도록 한다. 돈 드는 특별한 운동을 꼭 해야 할 필요는 없다.

6. 식생활은 각자가 매일 매끼 지키고 노력해야 할 제일 중요하고 효과적인 행사이다.

현미밥을 100번 씹어라

주식은 현미 70%에 잡곡 여러 가지를 30% 정도로 섞어서 압력솥에 밥을 한다. 이때 천일염(흰 소금은 나쁘다)을 반 차스푼 정도 넣는다. 천일염을 넣어야 밥이 잘 퍼지고 부드럽게 되며 맛이 좋게 된다. 현미밥은 단단하고 꺼그럽고 맛이 없어서 못 먹겠다고 하는 사람이 있는데 이것은 밥을 잘못 지어서 그렇다. 주부들은 온 가족의 건강을 위해서 현미밥 짓기 공부를 하고 열심히 실습을 해야 한다. 가족들 특히 귀여운 자녀들이 병이 자주 생기는 것은 주부의 식생활 지도가 나쁜 탓이니 주부들이여, 명심하고 각성하라.

현미밥을 먹는 법이 중요하다. 밥만 한술 입에 넣고 100번 이상 씹어서 침이 충분히 섞이고 물같이 된 후에 넘겨야 한다. 반찬은 반찬대로, 국은 국대로 한술씩 입에 넣고 이것도 100번씩 씹어 먹으면 된다. 100번씩 씹고 침을 많이 섞어 먹으면 소화가 잘되고 거의 완전히 흡수가 된다. 지금까지 식사하듯 20~30번씩 씹어 먹으면 30% 정도가 소화 흡수되고 70%는 소화가 안 되고 대변이 되어 나가버린다.

현미밥을 100번씩 씹어 먹으면 백미 밥의 반량으로 충분하고, 종일 뱃속이 든든하고 몸도 기분도 좋아지고 공복감이 없고 기운이 난다. 수년전만 해도 현미식을 권하면 이마를 찌푸리는 사람이 많았는데 근래는 현미식 주의자가 급속히 증가해가고 있어 참으로 다행스러운 일이라고 생각한다. 전 국민이 현미식을 하게 되면 우리나라의 발전이 배 이상 빨라질 것이다. 국민 모두의 건강이 좋아지고 병에 안 걸리게 되고 일을 많이 할 수 있게 되고 물질(주로 식량)소비가 적어질 것이니 식용품 수입이 반감될 것이다.

현미식을 하면 기적같은 일이 일어난다. 신체 건강은 물론이고 정신 건강도 크게 개선된다. 아이들의 머리가 좋아져서 공부를 잘하게 되고 정신적으로 안정되고 온순해지며 모든 일에 적극적이고 모범소년, 모범청년이 된다. 성인에 있어서도 동일하다. 폭력배, 불량배, 범죄자가 없어질 것이다.

흰 소금, 흰 설탕을 조심

반찬은 주로 여러 가지 야채와 해조류(김, 미역, 다시마 등)로 만든 식품을 한 끼에 건강한 사람은 3종류, 병자는 5종류 이상의 야채를 먹는 것이 좋다. 2~3일마다 종류를 바꾸면 좋다.

발효식품, 즉 된장, 간장, 청국장 등과 콩제품, 즉 두부, 비지, 콩나물, 숙주나물(발아식품) 등이 좋다고 한다.

지금까지 고기가 고단백질이고 최고 영양식으로 찬양되어 왔는데, 근래는 육식은 조병식造病食이라고 낙인이 찍혔다.

문명국이 문명병(성인병)의 원인은 육식과다가 주원인이라고 한다. 1980년 이후 미국사람들은 1년에 100만 명씩 채식주의자가 되어 그간 1,000만 명이 넘었다고 한다.

흰 설탕은 체액을 산성으로 만들고 칼슘을 녹여내어 치아, 뼈를 약하게 하고 충치의 원인이 된다. 그뿐이랴, 아이들의 뇌세포 발육, 지능에 지대한 악영향을 주어 머리가 나빠지고 정서불안이 되며 난폭아, 범죄아의 주원인이 된다. 귀여운 자녀들에게 흰 설탕 제품을 사주지 말고, 자녀들의 간식은 자가 제품, 감자, 고구마, 밤 등으로 만

들어 주어야 한다.

현재 일반적으로 많이 쓰고 있는 식탁염, 이것은 정제가공식품이고 염화나트륨뿐이다.(99.9%). 사람의 피는 해수(바닷물)와 같이 여러 가지 (30종 이상)의 무기질(미네랄류)이 필요한데, 흰 소금만 먹고 있으면 염화나트륨이 과잉이 되고 타종류의 미네랄이 부족해져서 세포의 생리기능에 지장을 주고, 동맥경화, 심장병, 중풍의 원인이 된다.

미국 의사들이 염분섭취를 5g 이내로 줄이라고 야단인데 미국사람들은 흰 소금만 먹고 있고, 또 과자 등 가공식품에 맛을 좋게 하기 위해서 흰 소금을 많이 넣기 때문이다. 사람은 해수에서 직접 만든 천일염(호렴, 막소금, 김장소금)을 볶아서 모든 요리, 반찬에 넣어 먹어야 한다. 볶은 것은 천일염에 들어 있는 간수를 열로 파괴시키는 것이다. 간수는 독하다.

우유제품이나 계란은 전에는 여러 가지 영양소가 골고루 들어 있어 이상적인 우수 식품으로 찬양 받고 대대적으로 권장되어 왔는데, 지금은 항생제, 발육촉진 호르몬제, 농약 등이 과다하게 들어있어 알레르기성 병의 주원인이 된다고 하며, 우유는 암의 원인이 될 수 있다는 학설도 나와 무서운 식품으로 전락되었다.

자연! 자연의 섭리에 따르는 것이 천도天道이다. 사람의 체질은 8종이 있고 체질마다 해가 되는 식품이 있으니 이 해가 되는 식품을 먹지 않도록 주의하자.

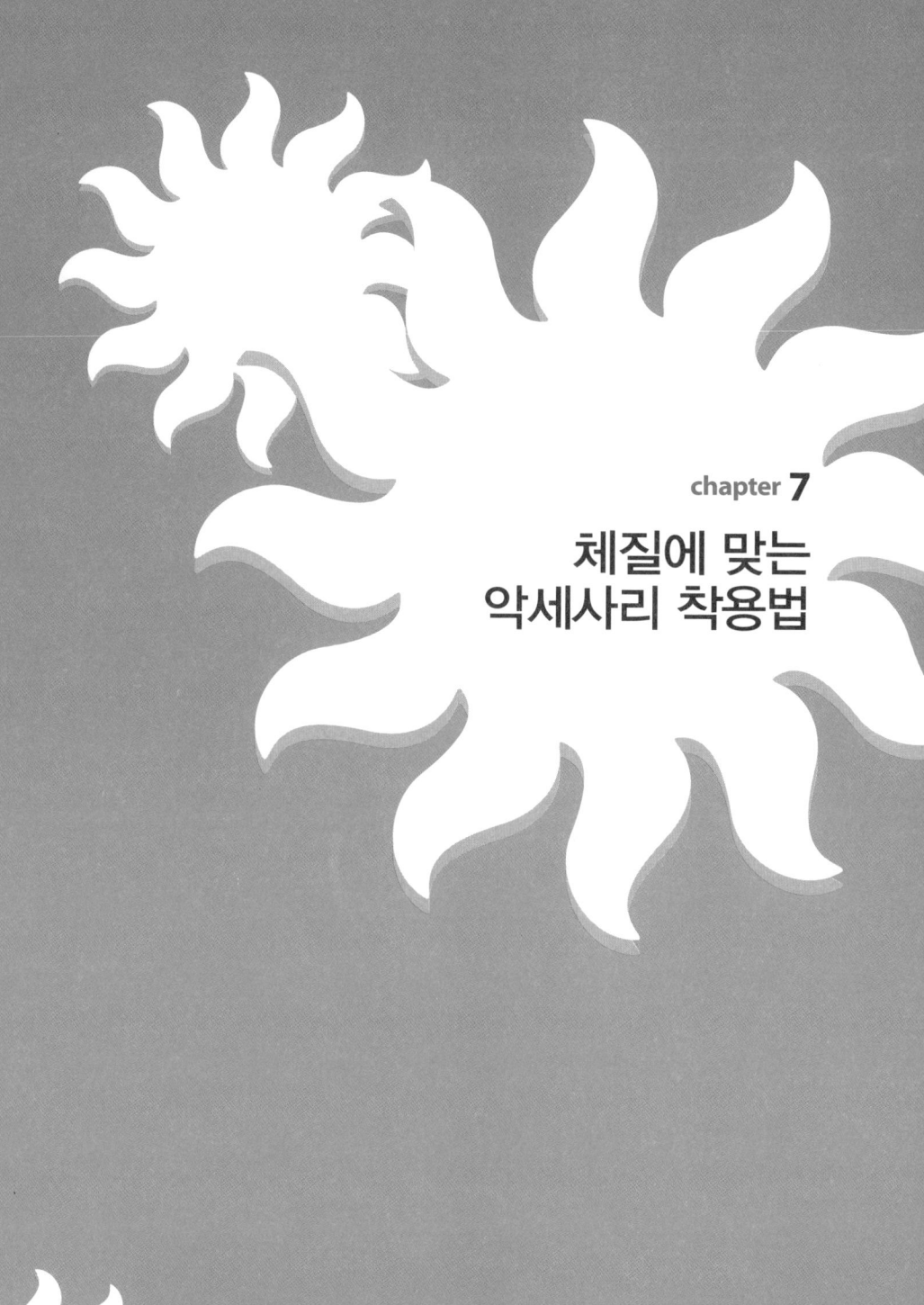

chapter 7
체질에 맞는
악세사리 착용법

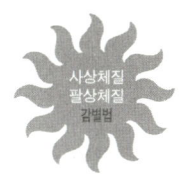

반지도
체질대로 끼면
건강하다

사람들은 보통 금반지, 은반지(백금반지)를 많이 사용하고 때로는 옥가락지를 사용하고 있다.

옥반지, 진주목걸이는 완력테스트법으로 조사해보면 모든 사람에 나쁘게 나오고, 각종 보석도 왼손의 살에 닿게 놓고 검사하면 모든 사람에 나쁘게 나오나 보석반지를 손가락에 끼면 보석의 영향은 나타나지 않고 금이냐 은(백금)이냐의 반응만 나타나게 된다. 그런데 손가락에 금반지와 은반지를 끼었을 때 체질에 따라서 반응이 특이하게 나타난다.

각 체질에 적합한 반지 끼는 법

태양인	제 1지에 금반지, 제4지에 은반지
소양인	제3지에 은반지, 제5지에 금반지
태음인	제1지에 은반지, 제4지에 금반지
소음인	제3지에 금반지, 제5지에 은반지

이상과 같이 금반지와 은반지를 끼면 몸의 기와 순환을 순조롭게 촉진하는 작용이 있고 건강이 좋아지게 된다.

다섯 손가락의 오행성

동양의학에서는 손의 다섯 손가락에 오행성五行性이 있고, 제1지는 목木이고 간肝에 속하고, 제2지는 화火가 되고 심心에 속하고, 제3지는 토土가 되고 비脾에 속하고, 제4지는 금金이고 폐肺에 속하며, 제5지는 수水고 신腎에 속한다고 한다.

그리고 금반지는 보補하는 작용을 하고 은반지는 사瀉하는 작용을 한다고 한다.

사상체질의 장부허실을 보면 ①태양인은 간허폐실肝虛肺實, ②소양인은 신허비실腎虛脾實, ③태음인은 간실폐허肝實肺虛, ④소음인은 신실비허腎實脾虛이다.

이 장부의 허실을 보사하는데 손가락에 금반지(허한 것을 보함), 은반지(실한 것을 사함)를 끼는데 허한 장기에 해당한 손가락에 금반지, 실한 장기에 해당하는 손가락에 은반지를 끼면 보작용과 사작용을 해서 허실상태를 조절하여 건강을 증진할 수 있다는 원리에 의해서 전술한 바와 같은 반지 끼는 처방이 성립된 것이다.

반지 건강법

이상의 이론을 기본으로 하여 4체질의 반지요법(반지건강법)을 자세히 검토하기로 한다.

태양인은 간허폐실이니 간을 보해야 하니 제1지에 금반지를 끼어 간을 보하고 폐를 사해야 하니 제4지에 은반지를 끼어 폐를 사하는 것이다. 이와 같이 금반지와 은반지를 끼면 간을 보하고 폐를 사하여 태양인의 약점을 보완하여 건강하게 되는 것이니 간단하고 이상적인 건강증진법이 되는 것이다.

소양인은 신허비실체질이니 제5지에 금반지를 끼어 신을 보하고 제3지에 은반지를 끼어 비를 사하여 보신사비補腎瀉脾를 하여 소양인의 약점을 보완하여 건강하게 되는 것이다.

태음인은 간실폐허체질이니 제1지에 은반지를 끼어 간을 사하고 제4지에 금반지를 끼어 폐를 보하여 태음인의 약점을 보완하여 건강하게 되는 것이다.

소음인은 신실비허체질이니 제5지에 은반지를 끼어 신을 사하고 제3지에 금반지를 끼어 비를 보하여 소음인의 약점을 보완하여 건강하게 되는 것이다.

이 이야기는 동양의학적 학설에 의한 이론적 가설이 되고 지금까지 아직 실험적 뒷받침(증명)을 한 사람이 없었다. 그런데 필자가 이번에 (1993년 5월 24일) 완력조사법을 이용하여 각 체질의 반지 착용법이 정확하게 맞는 사실을 확인하였다.

사상체질에 실시한 실험방법
●태양인 환자에 대한 실험

제1지에 금반지를 끼고 완력테스트를 하면 힘이 세게 나오고 이 금반지를 빼서 제2지에, 다음에 제3지에, 또 제4지에, 다음에 제5지에 끼워가며 완력조사를 해보니 제2지, 제3지에서는 나쁘게, 제4지에서는 최악의 나쁜 상태로 나오고 제5지에서는 어느 정도 좋게 나온다. 제4지(폐)에 금반지를 끼면 폐보가 되고 폐실에 폐보를 하니 더 악화시키는 결과가 나타난 것이다. 제5지에서 좋게 나오는 것은 신을 보해서 수생목水生木이 되어 간을 간접으로 보하게 되니 좋은 결과가 나오는 것이라고 본다. 이렇게 되면 오행의 상생작용의 일단도 증명이 되게 되는 것이다.

은반지를 태양인의 손바닥에 놓고 실험을 하면 나쁘게 나오고 제1지, 제2지, 제3지, 제5지에 끼면 나쁘게 나오나 제4지에 끼면 단연 좋게 나온다. 즉 폐사肺瀉를 해서 곧 원기가 나게 하는 듯하다.

다음에는 제1지에 금반지, 제4지에 은반지를 끼고 실험하면 단연 좋게 나온다. 따라서 태양인에는 제1지에 금반지, 제4지에 은반지를 끼면 체질적으로 꼭 맞고 건강증진에 도움이 되게 될 것이다.

따라서 태양인은 제1지에 금반지, 제4지에 은반지를 항상 끼고 있든지, 적어도 밤에 잘 때에 만이라도 2종의 반지를 끼고 자면 피로가 빨리 풀리고 건강상 좋으리라고 본다.

●소양인 환자에 대한 실험

소양인은 비대신소脾大腎小 체질이고 비위脾胃가 실實 즉 발달, 기능이 왕성하고 신방광腎膀胱이 허虛 즉 발달, 기능이 약한 체질이다. 따라서 비위를 사瀉하는 즉 진정시키는 방법과 신방광을 보補하는 즉 강화하는 방법을 쓰면 건강에 좋다. 손가락에 있어서 제3지 즉 중지中指는 토土 비위계통에 관련되어 있고 제5지 즉 새끼손가락은 수水 신방광계통에 관련되어 있다는 것은 전술한 바 있다.

따라서 제3지에 은반지를 끼어 비위를 사하고 제5지에 금반지를 끼어 신방광을 보하는 것이 체질에 맞고 건강증진에 효과가 있게 된다. 낮에는 제5지에 금반지를 끼고 있고 밤에는 제3지에 은반지까지 끼고 자면 좋다. 제4지 즉 보통 반지를 많이 끼는 손가락에는 반지를 끼면 안 된다.

●태음인 환자에 대한 실험

태음인은 간대폐소肝大肺小 체질이라 간이 실實하고 폐 즉 호흡기계가 허약하다. 간담肝膽의 실한 것을 사瀉하고 폐대장肺大腸계의 허한 것을 보하면 건강이 좋아지게 된다.

손가락에 있어서 제1지 즉 엄지손가락은 목木 간담계통에 관련되어 있고 제4지 즉 환지는 금金 폐·대장계통에 관련되어 있다. 따라서 제1지에 은반지를 끼어 간·담을 사하고 제4지에 금반지를 끼어 폐·대장을 보하면 건강이 좋아지게 된다.

낮에는 제4지에 금반지(보석이 있어도 좋다)만 끼어도 좋으나 밤에는 제1지에 은반지를 끼고 자는 것이 좋다. 태음인은 제4지에 은이나 백금반지를 끼어서는 안 된다. 은과 백금은 사하는 작용을 하니 폐와 대장의 기氣를 사하여 약하게 하니 건강이 나빠지게 된다.

●소음인 환자에 대한 실험

소음인은 신대비소腎大脾小 체질이라 신 즉 비뇨생식기계가 실하다. 즉 강하고 비 즉 비위 소화기계가 허하다. 즉 약하다. 신방광계의 실한 것을 사하고 비위를 보해주면 건강이 좋아지게 된다. 손가락에 있어서 제3지 즉 중지는 토土 비위계 : 소화기계에 관련되어 있고 제5지 새끼손가락은 신과 방광 즉 비뇨생식기계에 관련되어 있다. 따라서 제3지에 금반지를 끼어 비위를 보하고 제5지에 은반지 또는 백금반지를 끼어 신방광의 실을 사하면 건강이 좋아지게 된다.

이상의 반지요법, 반지건강법은 사상의학적四象醫學的으로 연구한 것이고 팔상의학적八象醫學的으로도 연구해 보아야 하겠다고 생각한다.

현재 체질의학은 팔상의학 즉 팔상체질론이 완성된 것이고 사상의학은 반전도상의 미완성 상태이기 때문이다.

한의학에 있어서는 한약재의 팔상의학적 효능을 연구하고 팔상체질에 적합한 한약처방을 연구해야 한다고 본다. 한의사들은 한의학, 전통의학, 민족의학이 우수하다고 주장만 하지 말고 체질의학을 연구하여 각 체질(8종 체질)에 가장 적합하고 우수한 효과가 나서 모든 질병을 치료할 수 있는 약 처방을 연구 개발해 주기 바란다.

팔상체질에 실시한 실험 방법

다시 반지요법을 팔상의학으로 검토해 보기로 한다. 팔상의학에는 태양인 Ⅰ형, 태양인 Ⅱ형, 소양인 Ⅰ형, 소양인 Ⅱ형, 태음인 Ⅰ형, 태음인 Ⅱ형, 소음인 Ⅰ형, 소음인 Ⅱ형이 있다.

● 태양인 Ⅰ형

대장실 담허大腸實 膽虛 즉 대장金이 실, 장대하고 담木이 허, 약한 체질이고, 대장이 실한 것이 병근病根(질병의 원인)이 되고, 대장실을 사瀉하는 방법(침법)을 쓰면 질병이 치유되고 건강해진다.

반지요법으로는 제4지 금金 대장을 사하는 반지 즉 은반지를 밤, 낮 계속 사용하고 밤에는 제1지에 금반지를 추가해서 끼고 자면 좋으리라고 본다.

● 태양인 II형

간허폐실肝虛 肺實 즉 간이 허하고 즉 약하고 폐가 강대한 체질이고, 간이 허약한 것이 병근病根이 되고 간을 보강하는 치료(침법으로는 간보방)를 하면 질병이 치료가 되고 건강해진다.

반지요법으로는 제1지 목木, 간肝을 보하는 반지 즉 금반지를 밤, 낮 계속 끼고 밤에는 제4지에 은반지까지 끼고 자면 좋아지리라고 본다.

● 소양인 I형

위실 방광허胃實 膀胱虛 즉 위장이 실하여 소화가 잘되고, 방광이 허하여 소변을 자주 보고 정력이 약한 체질이고 위가 실한 것이 병근이 되고 위실을 사하는 치료(침법으로 위사방)를 하면 질병이 치료되고 건강해진다. 반지요법으로는 제3지 즉 중지에 은반지를 밤·낮 계속 끼고 밤에는 제5지(새끼손가락)에 금반지를 끼고 자면 좋아지리라고 본다.

● 소양인 II형

신허 비실腎虛 脾實 즉 신腎이 허약하고 비脾가 실한 체질이고 신이 허한 것이 병근이 되고 신을 보강하는 방법(체질침법으로 신보방)을 쓰면 질병이 치유되고 건강해진다.

반지요법으로는 제5지(새끼손가락)에 금반지를 밤, 낮 끼어 신을 보하고 밤에는 제3지에 은반지를 끼어 비위를 사하는 방법을 쓰면 좋아지리라고 본다.

◉태음인 Ⅰ형

대장허 담실大腸虛 膽實 즉 대장이 허하고 담간이 실한 체질이고 대장이 허약한 것이 병근이 되고 대장을 보강하는 방법(체질침법으로 대장보방)을 쓰면 질병이 치유되고 건강해진다.

반지요법으로는 제4지에 금반지를 밤, 낮 끼어 대장을 보하고 밤에는 제1지에 은반지를 끼어 담을 사하는 방법을 쓰면 좋아지리라고 본다.

◉태음인 Ⅱ형

간실 폐허肝實 肺虛 체질, 간이 실하고 강대하고 폐 즉 호흡기계가 허약한 체질이고 간이 실한 것이 병근이 되고 간실을 사하는 방법(체질침법으로 간사방)을 쓰면 질병이 치료되고 건강해진다.

간이 실하다는 것은 간이 올바르게 충실하고 기능이 강해서 생리적으로 좋다는 의미가 아니고 한의학적으로 말하면 사기邪氣 즉 나쁜 기가 충만하여 병이 될 수 있는 소지가 많다는 의미라고 한다. 필자의 환자 체질진단의 경험에 의하면 간장병 즉 만성간염, 간경화증, 간암, 지방간 등의 환자는 98%가 태음인 Ⅱ형의 환자들이었다.

태음인 Ⅱ형의 간실은 자동차의 엔진이 오바이트되어 있는 상태라고 본다.

반지요법으로는 제1지(엄지손가락)에 은반지를 밤, 낮 계속 끼어 간실을 사하고 밤에는 제4지에 금반지를 끼어 폐를 보하게 하면 좋으리라고 본다.

● 소음인 I 형

위허 방광실胃虛 膀胱實 체질, 위가 허약하여 소화불량이 잘되는 사람, 위허가 병근이 되니 위를 보하는 방법(체질침법의 위보방)을 쓰면 질병이 좋아지고 건강해진다.

반지요법으로는 제3지에 금반지를 밤, 낮 계속 끼고 밤에는 은반지를 제5지에 끼고 자면 건강이 좋아지리라고 본다.

● 소음인 II형

신실 비허腎實 脾虛 체질, 신이 실하고 비가 허한 체질의 사람이고 신이 실한 것이 병근이 되고 신을 사하는 방법(체질침법의 신사방)을 쓰면 질병이 좋아지고 건강해진다.

반지요법으로는 제5지에 은반지를 밤, 낮 계속 끼고 밤에는 제3지에 금반지를 끼고 자면 건강이 좋아지리라고 본다.

이 책을 읽는 여러 사람들은 완력 조사도구 즉 자기의 오른팔의 완력에 맞는 바벨뭉치를 만들어 매일 완력조사법을 연습하여 익숙해

지도록 하고, 여러 가지 식품, 음료수, 사먹는 식수, 과일, 과일즙, 국산 주류, 맥주, 양주 등에 관해서 체질과의 관계를 조사해 보고 먹도록 하고, 또 의복 특히 내복의 색에 관해서도 조사해 보고 선택하도록 하고, 최종으로 반지건강법도 실험하여 금반지와 은반지를 만들어 놓고 끼도록 노력하기 바란다.

자기의 건강은 자기가 지킨다는 굳은 결심과 의지로 꾸준히 노력하여 건강하고 기분 좋게 행복하게 장수하기를 바라는 바이다.

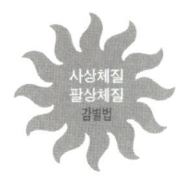

색(色)과
체질과의
관계

건강을 위해 체질에 맞는 옷색깔을 고르자

전기의 체질진단법을 연구하는 도중에 의복과 구두, 안경테, 시계 색, 반지색, 양말 등 인체에 접촉하는 물건의 색깔과 체질과의 관계에도 특이한 관계가 있음을 발견했다.

모든 색의 진한 색 즉 검정색은 소양인에만 좋다. 빨간색, 노란색, 곤색, 초록색, 청색(하늘색, 물색), 보라색은 모든 체질에 나쁘다.

피부에 직접 닿는 내복, 여자의 브레지어, 남자와 여자의 팬티, 난방서츠, 남자와 여자의 아래바지, 양말, 구두의 속창 등이 관계된다.

남자의 넥타이, 흰 양말의 검은 수문양(2~3㎝ 크기)도 영향이 된다. 검정 색은 소양인에게만 좋고, 검은 색 양복도 소양인에만 좋고 다른 체질에는 나쁘다.

　모든 체질에 중간색이 되는 흐린 색과 흰 색, 분홍색, 베이지색, 회색 등이 좋다. 의복색이 체질에 적합, 부적합의 판정도 의복을 왼손으로 잡든지 간단히 손을 대게하고 완력조사법 진단을 해보면 즉석에서 판별된다.

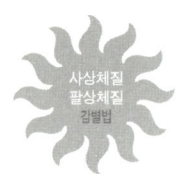

시계도 체질에 맞게 차야 한다

다음은 시계의 색에 관해서 논하고자 한다.

금색은 태양인, 태음인, 소음인에 좋고, 소양인에 나쁘다.

은색(은, 백금)은 소양인에만 좋고 다른 체질에는 나쁘다.

금시계는 표면의 금색이 피부에 접촉이 안 되니 각 체질에 영향이 별로 없고 뒷면의 스테인리스 딱지가 문제가 된다. 소양인에게는 좋으나 타 3종의 체질에는 나쁘니 흰 색, 베이지색, 회색, 밤색 등 흐린 색의 종이를 오려서 붙여놓으면 악 영향이 없게 된다. 스테인리스에서 나오는 전자력은 약해서 종이 한 겹으로도 방지가 된다고 보아야 하겠다.

시계줄은 스테인리스제는 소양인에만 좋고 타 3종 체질에는 나쁘니, 태양인, 태음인, 소음인의 사람은 스테인리스 시계 줄은 쓰지 말고 가죽 줄을 쓰도록 하면 건강에 좋다. 또한 검정 가죽 줄은 나쁘다.

구두 속면까지 검정 구두는 신지 말아야 한다. 발가락이 아파지는 일이 있다.

필자가 경험한 바로는 젊어서부터 검정 색 구두를 상용했는데 4~50년 전부터 오른발의 엄지발가락의 관절이 붓고 항상 아파서 기분이 나쁘고 신경이 쓰였는데 2년 전에 색깔 테스트 결과 검정 색이 나쁘다는 것을 확인하고 밤색 구두를 사서 신었더니 3~4일 후부터 통증이 덜해지고 1개월 정도 지내니 통증이 거의 없게 되었다.

필자는 의복색, 구두색 등이 건강에 상당히 영향을 미칠 것이라고 믿고 있다.

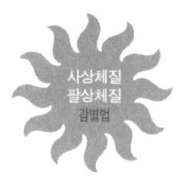

체질감별법을 완성하다

　필자가 1987년 9월에 완력조사법을 써서 여러 가지 식품의 체질에 해가 되는 가 유익한 것인가를 판별하는 방법을 발견하였는데, 이 방법은 개인이 자기의 완력에 맞는 중량의 바벨 뭉치를 만들어 본인이 사용하면 여러 가지 식품이 해가 되는 것인가 유익한 것인가를 판별하는 것으로 만 생각하고 환자에게 바벨을 오른팔로 들어 올려 보게 하고 식품 테스트를 하도록 하는 것이었다. 그런데 이 방법은 바벨의 무게를 한 사람 한사람에 맞게 조절해야 하고 여러 번 연습을 하도록 가르친 후에 시행해야 하므로 시간이 많이 소비되고, 또 부정확한 결과가 나올 때가 있고 어려움이 많아서 이용할 수가 없었다. 그래서 전부터 하고 있던 체질감별법 즉 체질맥진법을 계속 사용할 수

밖에 없었다.

그런데 1988년 2월에 일본인 오무라박사가 저술한 '바이디지탈 오링테스트법'의 책을 보고 이 오링테스트법을 연습해보고 식품판별을 해보니 간단하고도 상당히 정확하게 잘 되었다.

그 후 약 1년간 각 체질의 여러 사람들(환자들)을 대상으로 우리가 일상 먹고 있는 식품 100여종에 관해서 체질과의 관계를 조사하였다. 물론 이 때에는 환자의 체질감별법은 오링테스트법으로 하였었다. 이렇게 해서 체질과 식품과의 관계에 대한 일람표가 완성되었다.

이 일람표를 검토하여 보면, 오이는 소음인에만 나쁘고, 당근은 태음인에만 좋고, 감자는 소양인에만 나쁘고, 무는 태양인에만 나쁘다는 사실을 발견하고 환자에게 오이를 쥐게 하고 오링의 힘이 약해지면 소음인으로, 힘이 강한대로 그대로 있으면 소음인이 아니니 당근을 쥐게 하고 오링의 힘을 조사하여 힘이 강하게 유지되면 태음인으로 감별하고, 반대로 힘이 약해지면 태음인이 아니게 된다.

다음에 감자를 쥐게 하고, 힘이 약해지면 소양인으로 감별하고, 힘이 강하게 유지되면 태양인으로 감별을 하면 된다. 이 때 무를 쥐게 하고 다시 오링테스트로 해보면 힘이 약하게 되고 태양인임이 확인되게 되는데 이 무를 쥐고 하는 실험은 안 해도 된다.

이상으로 오이, 당근, 감자의 3종의 식품만 있으면 사상체질四象體質 감별이 쉽고 정확하게 되게 되었다고 보았다.

그런데 여러 가지 식품과 체질과의 관계를 조사해보았고, 사상체질적으로만 분류되고 팔상체질의 Ⅰ형, Ⅱ형과 차이가 나타나지 않아서 Ⅰ형, Ⅱ형의 감별은 어려운 체질맥진을 해서 구분하고 있었다. 그러던 중 1990년 2월에 위스키의 VIP와 패스포트가 Ⅰ형과 Ⅱ형에 차이가 나타나는 것을 발견했다. 즉, VIP는 Ⅰ형에만 좋고, Ⅱ형에는 나쁘고 패스포트는 Ⅱ형에만 좋고 Ⅰ형에는 나쁘다는 것이 확실하게 판정되었다. 이제 팔상체질이 간단하고 정확하게 감별할 수 있게 되었다고 본다.

 이상과 같이 6종의 식품(오이, 당근, 감자, 무, VIP, 패스포트)을 사용하면 팔상체질감별이 정확하게 판별되었다.
 그 후 큰 희열과 기대와 믿음을 가지고 매일 열심히 많은 환자들의 체질감별을 해주고 있었다.
 매일 많은 환자(하루에 적을 때는 20명, 많을 때는 60명 정도)를 힘이 드는 오링테스트를 써서 체질감별을 하다 보니 몸이 과로가 되어 2년간에 체중이 10kg이나 감소되고 항상 만성 피로가 되어 고생하였다.
 매일 매일 힘이 들어서 좋은 방법이 없을까 하고 이리생각 저리 생각하던 중 바벨뭉치를 드는 완력조사법을 필자 자신이 하고 왼손으로 환자의 오른손을 잡고 간접적으로 조사해보는 아이디어가 떠 올랐다. 즉시 시험을 해 보았다. 즉 환자의 왼손에 식품을 쥐게 하고 환자의 오른손을 필자의 왼손으로 잡고 오른팔로 바벨뭉치를 들어서 필자의 완력조사를 해보는 것이다. 그러니까 즉석에서 반응이 정확하게 나타나는 것이었다. 참으로 꿈과 같은 일이었다.

처음 2~3일간은 환자의 오링테스트를 해서 체질감별을 하고 필자가 간접 완력조사법을 해서 결과를 비교해보니 전부가 완전 일치되었다. 즉 필자의 간접 완력조사법으로 환자의 체질감별이 된다는 것을 발견한 것이다. 이때가 1992년 2월 10일이다.

이제부터는 환자에게 조금도 수고를 끼치지 않고 필자의 완력 조사법만으로 환자의 체질감별이 되게 되었다.

처음에 필자가 완력조사법을 시작할 때에는 바벨뭉치의 무게를 10kg으로 하고 있었는데 하루에 많은 환자(20~60명)의 감별을 하고 있으니 필자의 오른팔의 힘이 빠지고 피로가 심해져서 바벨뭉치의 무게를 점점 적게 하여 현재는 6kg의 무게로 하고 감별을 해주고 있는데 힘이 조금 들어도 감별이 잘되어 편리하게 되고 피로도 덜 하여 훨씬 효과적이었다. 이제는 완력조사법으로 환자의 체질감별이 쉽고 정확하게 되도록 되었다고 만족하고 매일 매일 자신을 가지고 환자의 체질감별을 해주며 즐거운 나날을 보내고 있었는데 예기치 못한 사고가 발생하였다.

팔상의학에서 체질감별이 정확하게 되어 있고 체질침법으로 치료를 하게 되면 빠르면 2~3회의 치료로, 늦어도 2~3주간 치료를 하면 반드시 효과가 나타나서 병세가 호전되어 가는데, 치료를 해도 효과가 안 나타나는 예(환자)가 종종 있어 고민하게 되었고 체질감별을 다시 여러 번 반복해 보니 체질감별이 잘 안될 때가 나타났다.

이 때 여러 가지 조건을 자세히 조사해 보니 가느다란 머리핀이 있는 사람, 아주 작은 귀걸이가 있는 사람, 색色이 진한 브레지어를 한 여자, 또 진한 색의 팬티를 입은 사람, 검은 양말이나 색깔이 조금 진한 양말을 신은 사람, 흰 양말 목 부분에 검은 색의 문양이 있는 사람들이 체질감별이 안 되든지, 다른 체질로 나타나서 오진이 되어 있는 것을 알게 되었다.

이와 같이 세밀한 조사를 하고 조금이라도 의심 나는 점이 있으면 전부 제거하고 체질감별을 다시 한 후에 변경된 체질로 치료를 해보니 즉시 치료의 효과가 나타나서 안심하게 되는 예가 상당수 발견되었다.

지금은 진찰 전에 환자의 내의內衣의 색을 먼저 조사하고 색이 진한 팬티, 내복, 양말 등이 있으면 전부 벗게 하고 가운을 입게 한 후 체질감별을 하고 있다.

정확하게 하기 위해서 2~3회 오도록 하고 재차 감별을 해주도록 하고 있다.

이제 체질감별에 오진이 절대로 없는 것으로 자신하고 있다.

내복 색을 조사하기 시작한 날이 93년 4월 7일이다. 따라서 93년 4

월 이전에 필자의 체질감별을 받고 체질식사요법을 충실히 해도 건강이 호전되지 않는 사람은 이 책의 내용에 따라 자신의 체질을 재감별해서 식사요법을 실천하면 반드시 건강이 좋아질것이다.

완력조사법을 시작한 지 5년 6개월이 되는 셈이고 긴 세월이 걸린 셈이다. 자그마한 일은 발명하는데도 꾸준한 노력과 장구한 시간이 걸린다는 것을 이번 체질감별법을 연구하면서 통감하였다.

이제는 사상체질과 팔상체질의 감별법이 완벽하게 완성되었고, 반지건강법과 옷 색깔 등 색상이 체질에 미치는 영향까지 발명되어 책으로 나오게 되었으니, 지금부터라도 우리국민 모두가 각자의 체질을 알아보고, 식사요법을 체질에 맞게 개선하므로 써 만병의 근원을 제거하여 무병장수 하시기를 바라며, 이 조그만 발명이 독자 여러분의 건강증진에 많은 도움이 되었으면 하는 바람이다.

현대의학의 오만과 독선을 끝까지 파헤쳐
막스거슨박사의 암 치료법을 세상에 알린
한 신문기자의 진실추적기록!

막스거슨 박사의 암치료 비법

S.J. 호트 지음 / 김태수 옮김

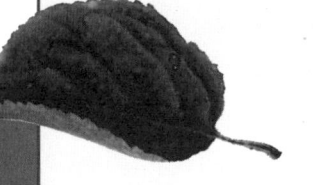

현대의학은 위선의 가면을 벗어라!!

미국의학계는 왜 암을 고치는
막스거슨박사의 치료법을
감추려고 했을까?

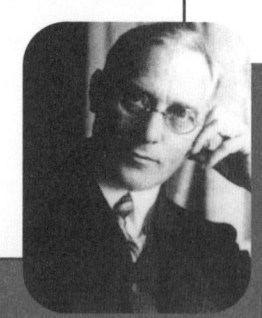

건강신문사
www.kksm.co.kr